T0179015

SIN DIETA PARA SIEMPRE

SIN DIETA PARA SIEMPRE

GABRIELA URIARTE

VERGARA

Primera edición: marzo de 2019
Tercera reimpresión: abril de 2019

© 2019, Gabriela Uriarte
© 2019, Penguin Random House Grupo Editorial, S.A.U.
Travessera de Gràcia, 47-49. 08021 Barcelona

Penguin Random House Grupo Editorial apoya la protección del *copyright*.
El *copyright* estimula la creatividad, defiende la diversidad en el ámbito de las ideas y el conocimiento,
promueve la libre expresión y favorece una cultura viva. Gracias por comprar una edición autorizada
de este libro y por respetar las leyes del *copyright* al no reproducir, escanear ni distribuir ninguna
parte de esta obra por ningún medio sin permiso. Al hacerlo está respaldando a los autores
y permitiendo que PRHGE continúe publicando libros para todos los lectores.
Diríjase a CEDRO (Centro Español de Derechos Reprográficos, http://www.cedro.org)
si necesita fotocopiar o escanear algún fragmento de esta obra.

Printed in Spain – Impreso en España

ISBN: 978-84-17664-16-9
Depósito legal: B-2.239-2019

Compuesto en Karakter

Impreso en Gráficas 94, S. L.
Sant Quirze del Vallès (Barcelona)

VE 64169

Penguin
Random House
Grupo Editorial

AGRADECIMIENTOS

Nunca pensé que tendría la oportunidad de plasmar en unas páginas mi manera de ver y tratar la obesidad. Pertenezco a un gremio sanitario frecuentemente olvidado, y aunque se trata de una profesión apasionante y necesaria, no es fácil.

Por eso quiero aprovechar para dar las gracias a mi familia y a mis padres, quienes han sido un espejo en el que mirarme. Ellos no son conscientes de lo afortunada que me siento de tenerlos cerca, apoyando cada paso que he dado, escuchando cada charla o proyecto en el que me he embarcado.

A mi *Viernesito*, mis amigos de Vitoria, fieles escuderos, y la familia que elegí.

Y a Michael, por dar sentido a todo esto y a mis días.

CAMBIA EL RUMBO DE TU SALUD A TRAVÉS DE LA ALIMENTACIÓN

Puede que hayas recurrido a este libro porque quieres bajar de peso, por tus digestiones o porque tienes problemas con los resultados de los análisis. Sea cual sea el motivo, conseguir tu objetivo pasa, supuestamente, por hacer dieta para mejorar la alimentación. Sin embargo, ¿es realmente hacer dieta la solución a esta clase de situaciones? La respuesta es sí, pero solo en el caso en el que entendamos la dieta como un cambio definitivo de nuestros hábitos alimentarios.

El problema es que, desgraciadamente, se entiende la dieta como un estado pasajero con un fin concreto, tras el cual se vuelve a comer de forma no saludable. Tenemos una mentalidad ON/OFF respecto de las dietas que se refleja en preguntas como «¿sigues a dieta?» o «¿cuánto tiempo llevas a dieta?». Si la conducta alimentaria depende de estar o no a dieta, cuando consigamos mejorar los análisis o bajar de peso dejaremos de comer saludable y volveremos a los mismos hábitos y, de ese modo, a la casilla de salida, creando un círculo vicioso. Al comenzar una dieta muy restrictiva lo pasamos mal, por eso en el momento en el que empezamos a bajar de peso y al vernos mejor volvemos a ser más flexibles con nuestra alimentación, perdemos el control y volvemos a subir de peso.

Seguir unas directrices dietéticas que sean difíciles de mantener en el tiempo y no generen adherencia hará que tengas que poner el modo dieta en ON una vez más. Esto no es un esprint, sino que se aproxima más a una carrera de fondo. El objetivo es que aprendas a comer y hagas tuyos todos los trucos, técnicas y recomendaciones que se recogen en este libro. Con ello conseguirás un cambio de hábitos, y con él dejarás las dietas de una vez por todas, cerrando, por fin, ese círculo vicioso.

Eres la parte fundamental de este cambio, porque nadie te conoce mejor que tú. Si combinas los conocimientos de nutrición que encontrarás aquí, los cambios en la alimentación y tu autoconocimiento, la probabilidad de éxito es mucho mayor.

Con este libro aprenderás a hacer la última dieta de tu vida, aunque, en realidad, no se trata sino de un cambio en tus hábitos alimentarios y vitales, lo cual constituye el verdadero éxito. Con frecuencia, se asocia la rápida bajada de peso a un éxito en el tratamiento, pero no se tiene en cuenta si se recupera el peso perdido, si la salud ha empeorado, si perdemos musculatura. Esto se debe, sobre todo, a que no sabemos consumir calorías suficientes ni optar por los alimentos adecuados.

El objetivo principal es comer mejor para siempre. Para conseguirlo, es necesario aprender nuevas herramientas que apliques paso a paso y te faciliten el cambio de hábitos. Cada parte de este libro se ha pensado para que superes las diferentes barreras y te acerques al objetivo de comer bien para siempre a través de consejos y ejemplos prácticos. Es importante que sigas tu propio ritmo y hagas tuyos estos pasos; de ese modo, y poco a poco mejorarán tu salud, tu estado físico, tus digestiones...

Estas recomendaciones son el resultado de años de consulta. Constituyen una manera diferente de hacer las cosas, para dejar de hacer dieta y aprender a comer. Un enfoque práctico que te ayudará a hacer el día a día más sencillo y, sobre todo, más saludable. Te invito a poner en práctica mis consejos y que, poco a poco, observes los cambios en tu salud.

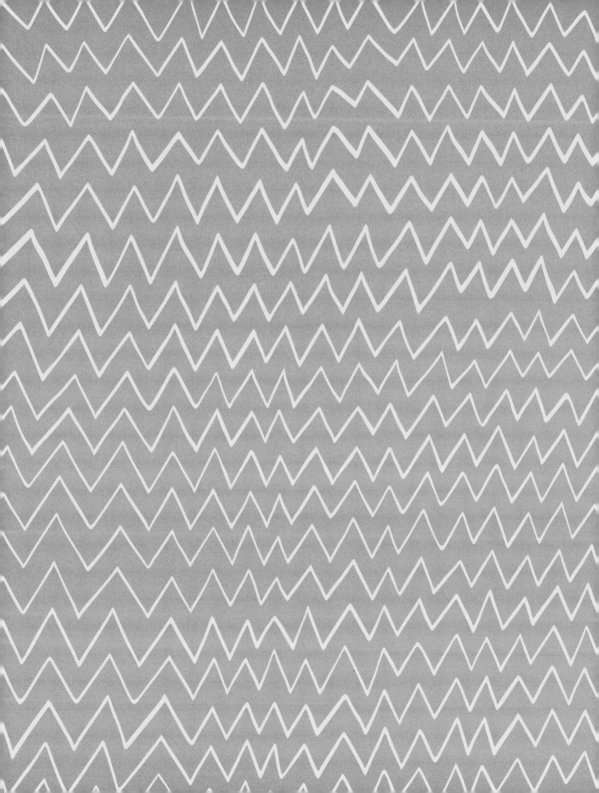

CAPÍTULO 1

ANTES DE CONTINUAR LEYENDO, TIRA LA BÁSCULA POR LA VENTANA

Antes de tirar la báscula por la ventana, deja que explique cuál es el problema. En la actualidad, en España, uno de cada dos adultos no tiene un peso saludable. La obesidad se considera la epidemia del siglo XXI y, por desgracia, los índices de obesidad en la población no paran de aumentar. Lo preocupante del sobrepeso y la obesidad es que son dos factores de riesgo que contribuyen al desarrollo de múltiples dolencias, como las enfermedades metabólicas, las cardiovasculares o renales, el cáncer, etc. Estas son algunas de las causas de muerte más comunes en la actualidad y, en un alto porcentaje, podrían prevenirse con una buena alimentación.

La obesidad es una enfermedad multifactorial, es decir, influyen en ella muchos aspectos de nuestra vida, por ejemplo: la actividad física, la calidad del sueño, los medicamentos, la genética... Sin embargo, la alimentación constituye un factor determinante en su prevención o desarrollo. Todo depende de qué elecciones tomemos a la hora de comer y cómo decidamos vivir.

¿QUIÉN TIENE SOBREPESO HOY EN DÍA?

Existe la creencia de que el obeso lo es porque quiere, por lo general por falta de voluntad o de disciplina... Es verdad que una persona con obesidad debe tener voluntad para conseguir bajar de peso, pero el problema va mucho más allá, es mucho más complejo. Los consejos del tipo «come menos y muévete más» son crueles e ineficaces y resumen el estigma social asociado a esta enfermedad.

Cada año hay más personas con obesidad y no se debe a que la gente tenga menos fuerza de voluntad, sino a un gran conjunto de factores, entre ellos el ambiente obesogénico, los intereses socioeconómicos de la industria de los ultraprocesados y la ausencia de dietistas-nutricionistas en el sistema de sanidad pública.

EL AMBIENTE OBESOGÉNICO

Algo que *a priori* debería ser sencillo y natural para nosotros, como es comer, se complica muchísimo en el entorno en el que vivimos: un entorno obesogénico.

El ambiente o entorno obesogénico incluye todos los factores externos que nos rodean y que incentivan comportamientos que en último término nos hacen ganar grasa. Los factores principales que conforman este entorno son:

1. Las malas elecciones alimentarias:

un aumento brutal de la oferta de ultraprocesados y la falta de información sobre su nocividad, sumados a la publicidad y el bajo precio de la comida basura.

2. La vida social:

que normaliza las comilonas y el consumo de alcohol.

3. El estrés crónico de bajo grado:

es la guinda del pastel y la mayoría lo experimentamos de forma habitual.

4. El sedentarismo:

las nuevas tecnologías, el uso de medios de transporte en lugar de desplazarnos a pie, las interminables horas de oficina sentados en una silla.

Para generar un minientorno más saludable y seguro dentro del ambiente obesogénico, en el que podamos alimentarnos adecuadamente, es de vital importancia gestionar bien estas variables.

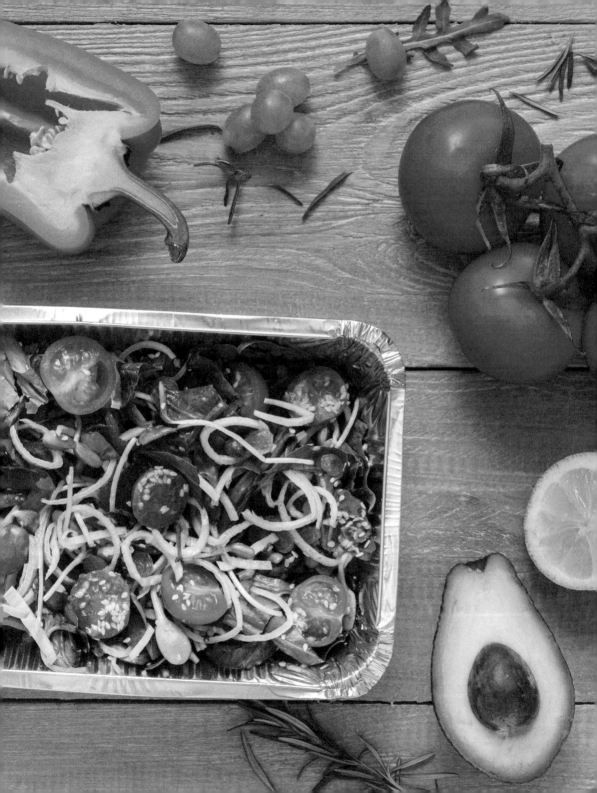

EL PROBLEMA SOCIAL

La epidemia de la obesidad tiene un componente social muy importante en España, que se mezcla con intereses económicos: asociaciones de salud que avalan productos ultraprocesados a cambio de dinero; universidades que forman a sanitarios y ceden o venden sus espacios para cátedras de la industria alimentaria; deportistas y referentes de los más jóvenes, que publicitan alimentos insanos; comida basura a precios demasiado asequibles.

Por último, cada año se forman dietistas-nutricionistas por todo el país en universidades públicas, y todo ese conocimiento, financiado con dinero público, no revierte directamente en nuestra sanidad porque no están incluidos en el sistema público de salud. En la actualidad, quien quiera recurrir a un dietista-nutricionista, tiene que ir a una consulta privada. Esto agrava el problema en los estratos socioeconómicos más bajos, en los que existe más sobrepeso y obesidad. La educación alimentaria, saber cómo comer para no enfermar, debería ser un derecho, no un privilegio.

Nuestro entorno está enfermándonos y haciéndonos engordar, pero por suerte podemos tomar las riendas y cambiar el rumbo de nuestra salud: no fumar, no beber alcohol, hacer ejercicio, consumir buenos alimentos, tener buenas relaciones con los demás y con nosotros mismos, cuidar la salud mental e intentar mantener el estrés a raya constituyen la fórmula para vivir el mayor número de años disfrutando de la mejor calidad de vida posible.

El objetivo número uno que deberían perseguir las políticas de sanidad es que nadie llegue a ser obeso. Se piensa erróneamente que un obeso que ha conseguido bajar de grasa lo suficiente hasta alcanzar un peso sano debe tener las mismas precauciones y consideraciones que una persona que nunca ha padecido obesidad, pero nada más lejos de la realidad: hay que trabajar con una perspectiva de tratamiento parecida a la de las enfermedades crónicas, con control periódico y parámetros de alerta. Estadísticamente, el porcentaje de personas que consiguen mantener el peso es muy pequeño, esto se debe a que no han cambiado de hábitos, simplemente han perdido peso. Por lo tanto, las dietas fallan, y la inmensa mayoría de las personas a dieta recupera el peso perdido.

Si nunca hemos tenido sobrepeso, si lo tenemos actualmente o si lo tuvimos, es importante que aprendamos a comer bien para vivir el mayor número de años con salud.

Aunque nuestro entorno no evolucione, podemos introducir pequeños cambios en nuestros hogares para tener una vida más sana. El propósito de este libro es dar las claves para llevar a cabo estos cambios.

EL PESO

Todos nos hemos preocupado alguna vez por el número que nos proporciona la báscula. Esto es normal, ya que el parámetro más extendido para diagnosticar el sobrepeso es el IMC o índice de masa corporal (kg/m^2): en adultos, tener un IMC mayor de 25 se clasifica como sobrepeso, y mayor de 30 como obesidad. Este parámetro de criba es útil porque se necesitan muy pocos datos para conseguir una aproximación al estado corporal de la persona. Sin embargo, no es suficiente para diagnosticar el sobrepeso, ya que dos personas con el mismo IMC pueden tener porcentajes de grasa muy diferentes.

Hay que tener en cuenta que el peso corporal es la suma de todas las masas del cuerpo: masa magra, masa grasa, masa ósea; además de los órganos, el contenido del estómago y los intestinos... Así que el peso puede fluctuar muchísimo dependiendo de cuándo y cómo se haga la medición. Por ejemplo, el peso de una persona puede aumentar 2 o 3 kilos entre la medición de la mañana y la de la noche. Tener como único marcador de éxito el peso es bastante impreciso.

Si el propósito es mejorar la alimentación y, en consecuencia, el estado de salud y la composición corporal, lo mejor es tomar el peso como uno de los marcadores de éxito menos importantes, sobre todo al principio del proceso.

Cuando empezamos a comer mejor y hacer ejercicio, el peso no disminuye de manera drástica; sin embargo, le damos tanta importancia al peso y lo relacionamos tanto con la salud que, al no conseguir un cambio inmediato, podemos sentirnos frustrados y abandonar el intento de mejorar nuestros hábitos. Esto es algo normal, ya que, aunque rebajemos la grasa, al principio de este proceso es posible que aumente la masa muscular. Si aumentamos 0,5 kg de masa muscular, pero perdemos 0,5 kg de grasa, seguiremos pesando lo mismo, y, sin embargo, todo estará yendo bien porque estamos perdiendo grasa.

Otra razón más para no tener en cuenta el peso es que las básculas caseras no son tan precisas como las profesionales y se descalibran con facilidad, entre otras cosas porque no solemos cuidarlas bien: las movemos, las golpeamos sin querer, etc.

Por último, a pesar de que sigamos correctamente todos los pasos para adelgazar, la pérdida de peso nunca es lineal. Nuestro organismo no es un sistema cerrado, la pérdida de peso es dinámica y hay aspectos ajenos al llevar una dieta saludable que pueden afectar a la oxidación de grasas y, por lo tanto, a la pérdida de peso final.

A mis pacientes siempre les recomiendo que no se pesen en casa, solo en la consulta, bajo unas condiciones determinadas; de esta manera, la medición es más precisa. Mientras tanto, ellos pueden monitorizar su progreso con otros parámetros más precisos y centrarse en otros beneficios que se producen al hacer un cambio de hábitos y olvidar la cifra de la báscula, y que permiten tener una visión más amplia de la evolución hasta nuestro objetivo.

MARCADORES DE ÉXITO DEL CAMBIO DE ALIMENTACIÓN Y EJERCICIO

1. Tomar medidas:

siempre debes tomar las medidas en ayunas y después de haber orinado. Tomar estas medidas durante el proceso te ayudará a observar el progreso.

- Perímetros: el brazo, los muslos o el pecho. Lo importante es tomar la medida siempre en el mismo sitio.

- Circunferencia abdominal: tiene correlación con la grasa intraabdominal o central, la cual, a su vez, es una condición del síndrome metabólico. Se mide, aproximadamente, entre el punto medio de la última costilla y la cresta ilíaca, que suele coincidir con el ombligo, aunque cuando hay mucha grasa abdominal este puede desplazarse.
Según la Organización Mundial de la Salud, en hombres debe ser menor de 102 cm, y en mujeres menor de 88 cm.

- Índice cintura-cadera: es una relación entre la medida de la cintura y la de la cadera. En mujeres debe ser menor de 85 cm, y en hombres menor de 94 cm.

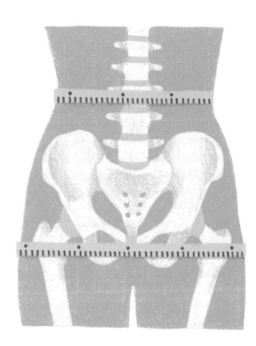

2. Sacar fotos:

es uno de los mejores marcadores de evolución o de éxito, ya que, con independencia del descenso del peso, si reduces grasa, verás la diferencia. Si cruzas ambos datos (las fotos y las medidas), la valoración será más completa y veraz que el hecho de pesarte cada día.

Procura sacar las fotos con buena luz, en posición relajada, con los brazos extendidos y siempre en la misma posición, para poder comparar.

3. Compara parámetros sanguíneos:

¿mejora del colesterol? ¿Menor concentración de triglicéridos o de azúcar en sangre? Mejorar los análisis es tan importante como perder grasa.

4. Mejoras en el día a día:

cansarse menos al subir las escaleras o al atarse los cordones, dormir mejor, roncar menos, poder cargar tú mismo con la compra... Estas pequeñas señales representan un gran cambio.

YA, PERO YO QUIERO PESARME...

Entonces hay que hacerlo de la manera correcta:

- Una vez a la semana.
- Siempre el mismo día de la semana.
- En ayunas.
- Sin ropa.
- Después de orinar.

Debes apuntar siempre el resultado y tener en cuenta factores que pueden influir en este, como el ciclo menstrual, el entrenamiento, el descanso, la comida del día anterior, etc. Además, es importante utilizar una báscula de calidad y bien cuidada.

Si no tienes una buena relación con tu cuerpo, antes de pensar en cambiar tu alimentación, debes trabajar tus emociones con un profesional cualificado para ello y sentar una buena base para construir buenos hábitos alimentarios. Este libro te dará consejos generales para mejorar tus hábitos alimentarios, pero está pensado para personas sanas, no sustituyen un tratamiento médico; si tienes alguna dolencia, no dudes en consultar a algún dietista o dietista-nutricionista. Si necesitas más personalización que los consejos generales de este libro o no eres una persona sana, es preciso que acudas a un profesional.

El cambio que te propongo es una revolución interna. Consiste en dejar de hacer dieta porque no te gusta tu cuerpo y empezar a comer bien porque respetas y quieres a tu cuerpo. La buena alimentación es una forma de autocuidado.

SI SOLO CONSUMO COMIDA REAL ¿VOY A ADELGAZAR?

Hay dos discursos polarizados: por una parte, están los que defienden que las calorías no importan y que debemos fijarnos únicamente en la calidad nutricional del alimento, y por otra, quienes postulan que una caloría es una caloría independientemente de donde venga, y que mientras cuadre en tus macros y estés en déficit calórico, todo está bien.

Si hablamos de perder grasa, ninguno de los discursos es acertado. Es importante tanto el número de calorías totales de la dieta como el origen de las mismas, ya que sin déficit calórico no bajaremos de grasa, pero debemos tener en cuenta que el efecto que desencadenan 100 kilocalorías de un ultraprocesado no es el mismo que el de 100 kilocalorías de comida real.

Dicho esto, para bajar de peso es importante que hagas un balance calórico negativo, constante y adecuado; es decir, que consumas menos calorías de las que gastas y que los alimentos que consumes te gusten y te satisfagan. **La cruda realidad es que, aunque solo comas comida real, si consumes más calorías de las que gastas, engordarás. Se nos da muy mal estimar las calorías que aporta cada alimento, para ello, lo mejor es que recurras a un dietista o dietista-nutricionista colegiado de tu zona, que te ayude a calcular la ración de algunos grupos de alimentos para que estés en un déficit calórico adecuado.**

Este proceso, que parece tan sencillo como calcular cuánto comer y comerlo, es en realidad terriblemente complicado, ya que, junto con otras variables, en muchos casos los aspectos emocionales de la conducta alimentaria son determinantes en el desarrollo y mantenimiento de la obesidad.

Para muchos de mis pacientes, a fin de revertir la obesidad ha sido vital la intervención multidisciplinar con un psicólogo. El exceso de peso, en la mayor parte de los casos, no constituye el problema sino el síntoma. Conseguir un peso saludable y mantenerlo conlleva saber gestionar una variedad de aspectos del día a día muy amplia.

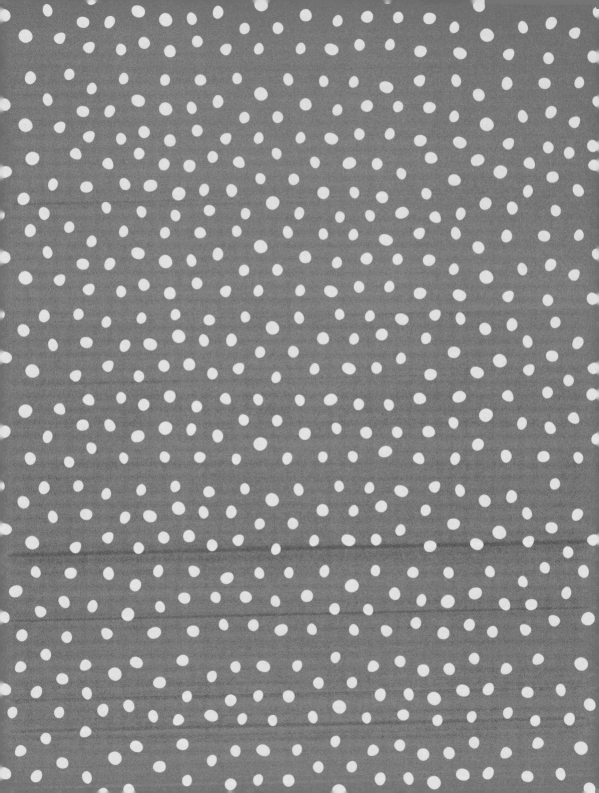

CAPÍTULO 2

NO TENGAS EN CASA LO QUE NO QUIERAS EN EL PLATO

Ya sé lo que vas a decirme: «Vivo con más gente en casa y ellos no tie-nen la culpa de que yo esté a dieta». Es cierto. Si estas personas no son adultas y están a tu cargo, reflexiona un segundo: ¿les darías algo que tú estás eliminando de tu alimentación porque es perjudicial para la salud? Si, en cambio, son adultas y por lo tanto pueden hacer lo que decidan, te animo a que pactes con ellas que aparten esos caprichos o alimentos insanos para que no tengas que verlos habitualmente, y te ayuden a cumplir tu objetivo.

¿CUÁLES SON ESOS ALIMENTOS INSANOS QUE DEBEMOS EVITAR?

Esos productos insanos son los ultraprocesados.

No son comida nutritiva, sino preparaciones industriales comestibles con largas listas de ingredientes que no aportan nada de valor al organismo. No son ino-cuos, puesto que entre sus efectos nocivos se incluyen:

- Alteración del comportamiento alimentario y la microbiota.
- Estimulación del apetito de manera artificial.
- Consumo relacionado con las enfermedades mortales.

Podemos reconocer fácilmente un ultraprocesado por su etiquetado: es frecuen-te que contengan materias primas refinadas (harina, azúcar, aceites vegetales) y aditivos (conservantes, colorantes, edulcorantes, potenciadores del sabor, emul-sionantes...). Por lo general, la tríada del ultraprocesado es fácil de detectar:

1. **Harina refinada**: harina de trigo refinada (lo detallaremos en el apartado en el que explicamos cómo reconocer un pan sano).

2. **Grasa de mala calidad**: aceite refinado de palma, aceite refinado de girasol, aceite de colza.

3. **Azúcar**: ingredientes cuyos nombres acaban en «osa», como sacarosa, fructosa, glucosa, maltosa, dextrosa; todos los que sean «jarabe de», como el jarabe de melaza; el azúcar integral, los siropes y las maltodextrinas.

El problema es doble: cuando comemos unas galletas con el café de media mañana, por un lado estamos eligiendo un producto alimentario lleno de azúcar, harina refinada, grasas insalubres y muchos aditivos, un producto nocivo para nuestra salud, pero, además, estamos dejando de comer alimentos sanos; es decir, desplaza el consumo de alimentos nutritivos y saludables, como puede ser la fruta.

Algunos ejemplos de ultraprocesados son los refrescos y las bebidas energéticas, el pan de molde, los zumos y batidos envasados, las galletas y la bollería, los cereales azucarados para niños, los productos precocinados, las carnes procesadas (salchichas, embutidos), el cacao soluble azucarado, los lácteos azucarados.

El peor grupo, en mi opinión, lo componen los ultraprocesados disfrazados de productos saludables, que a menudo encontramos en las zonas de dietética de los supermercados y que muchas veces introducimos en nuestro carro de la compra pensando que hacemos una buena elección, cuando en realidad estamos llevándonos a casa basura alimentaria: son lobos con piel de cordero.

Aunque su publicidad pretenda hacernos pensar lo contrario, la composición de todos ellos incluye ingredientes que afectan negativamente a nuestra salud, como son el azúcar añadido o las grasas trans.

Para luchar contra la publicidad y contra estos lobos con piel de cordero debemos aprender a reconocer los ultraprocesados. Para ello, lo importante es aprender a leer etiquetas:

CÓMO LEER ETIQUETAS NUTRICIONALES

Siguiendo la ley vigente, el etiquetado nutricional debe tener un tamaño de letra mínimo para que sea legible y un formato indeleble. Debe incluir, de manera obligatoria, la información nutricional por cada 100 gramos o mililitros: energía, proteínas, hidratos de carbono, azúcares, grasa y sal.

Ahora, diferenciemos el etiquetado en dos partes: la tabla nutricional y la lista de ingredientes.

TABLA NUTRICIONAL

INFORMACIÓN NUTRICIONAL	POR 100 G	POR RACIÓN DE 30 G
VALOR ENERGÉTICO	1706 KJ	512 KJ
	404 KCAL	121 KCAL
PROTEÍNAS	8 G	2,5 G
HIDRATOS DE CARBONO	75 G	23 G
DE LOS CUALES:		
AZÚCARES	23 G	7 G
ALMIDÓN	52 G	16 G
GRASAS	7 G	2 G
DE LAS CUALES:		
SATURADAS	3,5 G	1 G
FIBRA ALIMENTARIA	4,5 G	1,5 G
SODIO	0,33 G	0,1 G
SAL	0,83 G	0,25 G

VITAMINAS	(%CDR)*(%DDR)*	(%CDR)*(%DDR)*
VITAMINA D	6,4 μ (127)	1,9 μ (38)
VITAMINA C	102 MG (127)	30 MG (38)
TIAMINA (B1)	1,4 MG (127)	0,4 MG (38)
RIBOFLAVINA (B2)	1,8 MG (127)	0,5 MG (38)
NIACINA	20,3 MG (127)	6,1 MG (38)
VITAMINA B6	1,8 MG (127)	0,5 MG (38)
ÁCIDO FÓLICO	254 μ (127)	76 μ (38)
VITAMINA B12	3,2 μ (127)	0,95 μ (38)
MINERALES	(%CDR)*(%DDR)*	(%CDR)*(%DDR)*
HIERRO	8,8 MG (63)	2,7 MG (19)
FÓSFORO	161 MG (23)	49 MG (7)
MAGNESIO	60 MG (16)	19 MG (5)

Como decíamos, por ley la tabla debe exponer la cantidad de calorías, proteínas, grasas, hidratos de carbono y sal por cada 100 gramos, pero también se suele incluir la cantidad por ración. Sin embargo, cada marca estipula qué entiende por ración, y con frecuencia es una cantidad menor de lo que en realidad nos servimos, de modo que la información no suele ser proporcional.

Un ejemplo: la ración propuesta en los cereales de desayuno acostumbra a ser de 30 gramos, cuando en general nos servimos casi el doble; es importante tenerlo muy en cuenta.

El número de calorías, la cantidad de grasa, proteínas o hidratos de carbono que contiene debería importarnos poco, salvo en contadas excepciones. Para poder determinar si el producto es sano o no, lo fundamental es conocer de qué está hecho, cuál es el origen de esa proteína y de esa grasa, y así sucesivamente. Esta información se detalla en la lista de ingredientes.

Esto se ve muy claro con los azúcares. En el análisis de la tabla nutricional, no se diferencia entre el azúcar añadido al producto o azúcar libre (que es lo que deberíamos evitar) y el azúcar intrínseco del alimento, ya que solo nos proporciona un análisis cuantitativo de la cantidad que contiene. Según la OMS la cantidad mínima recomendada de azúcar libre es cero, y la máxima es 25 g al día aproximadamente para adultos. Se considera azúcar libre: el azúcar añadido por nosotros o por la industria (panela, blanco, agave, mascabado, moreno...), zumos naturales y no naturales y la miel.

Un ejemplo: si con la tabla nutricional pudiéramos comparar la cantidad de azúcar simple que tiene una galleta con la de una manzana, tal vez, según la tabla nutricional, fuera la misma. Sin embargo, todos tenemos claro que al organismo no le afecta del mismo modo comer una galleta que una manzana, porque el origen de estos azúcares es diferente: en el caso de la galleta el azúcar es añadido por la industria, mientras que la manzana posee ese azúcar simple de manera natural.

Comemos un todo: las características de los alimentos son determinantes a la hora de clasificarlos como sanos o insanos.

Lo mejor es consumir el menor número posible de alimentos con etiqueta; esto asegura que estamos tomando materia prima, es decir, un alimento con todos sus nutrientes y propiedades naturales intactos y sin ingredientes insanos añadidos. Estos alimentos los denominaremos más adelante «comida real». Si compramos alimentos con etiqueta, consultaremos directamente la lista de ingredientes, ya que allí encontraremos todo lo que contiene el producto.

LISTA DE INGREDIENTES

La lista de ingredientes nos ayudará a detectar los compuestos que antes hemos identificado como típicos de los ultraprocesados y que hacen que el alimento sea insano. Al leer una lista de ingredientes, debemos tener en cuenta el orden en que figuran, ya que están ordenados de mayor a menor según la proporción. Los ingredientes que aparecen entre paréntesis o corchetes corresponden a la composición del ingrediente anterior.

GALLETAS CON NARANJA Y PASAS

Lista de ingredientes: harina de trigo (54 %), azúcar, aceites (13 %) y grasas vegetales, frutas (pasas de Corinto [6,3 %] y naranja confitada [0,5 %]), jarabe de glucosa, salvado de trigo (0,5 %), gasificantes (bicarbonato sódico y amónico, fosfato monocálcico), sal, emulgente (lecitina de girasol), aromas, emulsionante (E472e), antioxidantes (palmitato de ascorbilo, extractos ricos en tocoferol) y vitaminas (B6, ácido fólico y B12). Contiene trazas de frutos secos, cacahuetes, huevo, leche, soja y sulfitos.

CONSEJOS GENERALES

- Cuantos menos ingredientes tenga un alimento, mejor.
- En el caso de los yogures, sus ingredientes deberían ser, exclusivamente, leche y fermentos lácteos.
- En el caso de los productos de panadería, harina integral de un cereal, agua, levadura o masa madre, sal y poco más.

Saber leer una etiqueta nos permite diferenciar entre un procesado bueno y uno malo, ya que existen buenos procesados que pueden ayudarnos a ahorrar tiempo y nos sirven de salvavidas en el día a día; por ejemplo, las conservas de pescado, de legumbres o de verduras.

PASOS PARA DARLE UN CAMBIO REAL A TU ALIMENTACIÓN

Saber reconocer los ultraprocesados.

Así puedes elegir tus comidas teniendo en cuenta la información adecuada, sabiendo siempre qué estás comiendo y si es bueno o malo para tu salud. Las pistas que se han facilitado para aprender a leer etiquetas te ayudarán en este paso.

. . . .

Para reducir el consumo de alimentos insanos, no te expongas a ellos.

Si el objetivo es comer bien y sano, es vital que tu entorno esté vacío de productos insanos y lleno de alimentos sanos.

. . . .

Lo realmente efectivo es modificar la rutina hacia un equilibrio saludable: 80 % sano y 20 % flexible.

Aunque parezca lo contrario, tienen mucho más impacto en tu grasa y en tus arterias esas galletas de desayuno y el azúcar del café de todos los días que el acto esporádico de ir al cine el domingo, comer unas palomitas y beber un refresco. Saber cómo y cuándo ser flexible con tu dieta requiere tener una buena alimentación. Esto no significa buscar la perfección alimentaria o que nunca más podamos comer un trozo de tarta, sino que se trata de modificar lo que comemos habitualmente, en el día a día, y construir un entorno y unas rutinas alimentarias saludables. La comida no te define moralmente: comer mal un día no te hace malo; es fundamental tratar de forma adecuada este punto de flexibilidad y romper con la mentalidad ON/OFF de las dietas.

La transición debe ser paulatina.

Ve, pues, poco a poco, con pequeños gestos y probando a jugar con la dosis: donde antes echabas 2 azucarillos, echa 1; si antes comías 4 galletas, ahora come 2 y el resto sustitúyelas por unos cuantos frutos secos al natural; si bebías 1 refresco de cola, ahora que sea en versión light, sin azúcar. Unos días después, lo reducirás todavía más y al final darás el salto hacia la comida real y saludable.

De este modo las probabilidades de éxito son mayores, ya que le das tiempo al paladar para que se acostumbre a los nuevos sabores y a que tu tolerancia al dulce disminuya.

. . . .

Sustituir los alimentos insanos más habituales de la dieta diaria por opciones saludables.

Los cereales de desayuno suelen tener mucho azúcar y no ser tan integrales como parece, así que una opción deliciosa pueden ser los cereales inflados sin azúcar, como los copos de maíz o el arroz inflado; ahora que ya sabes cómo leer el etiquetado, te resultará fácil encontrarlos.

En el caso de las galletas, no hay ninguna que sea 100 % sana, a menos que las cocines en casa sin añadir azúcar y con ingredientes integrales. Aunque las galletas son un tipo de bollería industrial que la gente no percibe como tal, se trata de unas mezclas de harina refinada con azúcar y grasas de mala calidad. Lo mejor es sustituirlas por pan integral o bien cocinarlas en casa con una receta sana.

Los zumos son otro de los productos que, aunque sean 100 % naturales, no cuentan como ración de fruta, pues cuando exprimimos esta estamos liberando el azúcar de su matriz y cuando tomamos zumo nos quedamos sin su fibra, de modo que ese azúcar pasa más rápido a la sangre y además nos permite consumir una gran cantidad de golpe, es decir, podemos beber en menos de un minuto un zumo de dos naranjas, mientras que es prácticamente imposible comer dos naranjas en ese tiempo; además, después de comer dos naranjas, casi no podríamos seguir desayunando. En cambio, después de tomar el zumo de dos naranjas se puede desayunar estupendamente, y de hecho se hace. El zumo, por lo tanto, aunque sea natural no cuenta como consumo de fruta y deberíamos reducir su consumo al mínimo.

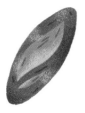

Otro alimento que no suele faltar es el pan, y aquí se complica todo un poco más. Hoy, el significado legal de la palabra «integral» garantiza al menos 3 gramos de fibra por cada 100 gramos de pan. *A priori* puede parecer un estándar correcto, pero en realidad es fácil llevarse a casa panes terribles que son legalmente integrales. Debemos tener en cuenta que el pan no es imprescindible, aunque esté muy presente en nuestra cultura. De hecho, ningún alimento lo es; lo importante son los nutrientes. La mayoría de los panes que compramos tienen una composición más cercana a la de la bollería industrial: el buen pan integral debería llevar pocos ingredientes (como son la harina 100 % integral de cereal, la masa madre, el agua y la sal). En el siguiente capítulo, explicaremos cómo saber si el pan es saludable.

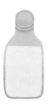

En el caso de los lácteos ocurre lo mismo: lo habitual es comprar un mal lácteo. Si a la persona le gustan, le sientan bien y quiere consumirlos, debemos procurar que sea en su versión natural (desnatada o no, eso es elección propia) y entre 1-2 raciones al día.

Los refrescos y las bebidas energéticas son una gran fuente de azúcares: una lata de refresco de cola contiene el equivalente a 10 azucarillos. Un sustituto refrescante y energético puede ser el café solo con hielo.

Los precocinados pueden sistituirse por conservas de pescado, marisco o verduras. Son opciones fáciles y rápidas para comer bien siempre y cuando estén bien procesados.

El consumo de alcohol es un factor causal de más de 200 enfermedades, como la cirrosis hepática, algunos tipos de cáncer y enfermedades cardiovasculares. Si decides beber alcohol, cuanto menos, mejor. Si decides no beberlo, puedes sustituirlo por agua con limón y menta o cerveza sin alcohol.

CAPÍTULO 3

CÓMO CREAR UN ENTORNO SALUDABLE Y AL MISMO TIEMPO SOBREVIVIR A LA VIDA SOCIAL

De acuerdo con mi experiencia profesional y personal, lo más efectivo es generar una rutina saludable en la que, una vez que hemos dejado de tener ultraprocesados en casa, aprendemos a organizarnos y a comer y disfrutar cotidianamente de la comida real.

En el capítulo anterior hemos visto qué alimentos debemos eliminar de nuestra vista para no consumirlos. Ahora analizaremos los que necesitamos en nuestra despensa y en nuestro frigorífico para garantizar una alimentación sana. También aprenderemos a afrontar las situaciones sociales y qué alimentos evitar.

Para empezar, vamos a dividir la semana en dos partes: la parte de rutina, que podría ser de lunes a viernes, y el fin de semana o vida social. Lo hacemos así porque cada situación requiere un abordaje distinto.

RUTINA DE LUNES A VIERNES: TU LISTA DE LA COMPRA DE COMIDA REAL

Ya hemos visto qué productos ultraprocesados pueden estar dañando tu salud al alterar tu comportamiento alimentario y aportar calorías vacías de nutrientes. Los evitaremos y los sustituiremos por comida real y procesados de buena calidad.

La comida real la constituyen aquellos alimentos que son materia prima, es decir, no han pasado por ningún procesamiento y no han perdido sus propiedades naturales ni se les han añadido alimentos insanos. Los alimentos que componen la comida real son los granos enteros, las frutas y verduras, los frutos secos, los huevos, el pescado, las aves, las legumbres, los tubérculos. En este grupo también entran los buenos procesados que han pasado por un procesamiento mínimo pero a los que no se les han añadido ingredientes insanos, por ejemplo, los lácteos naturales sin azúcar, el aceite de oliva, algunas conservas, el pan integral...

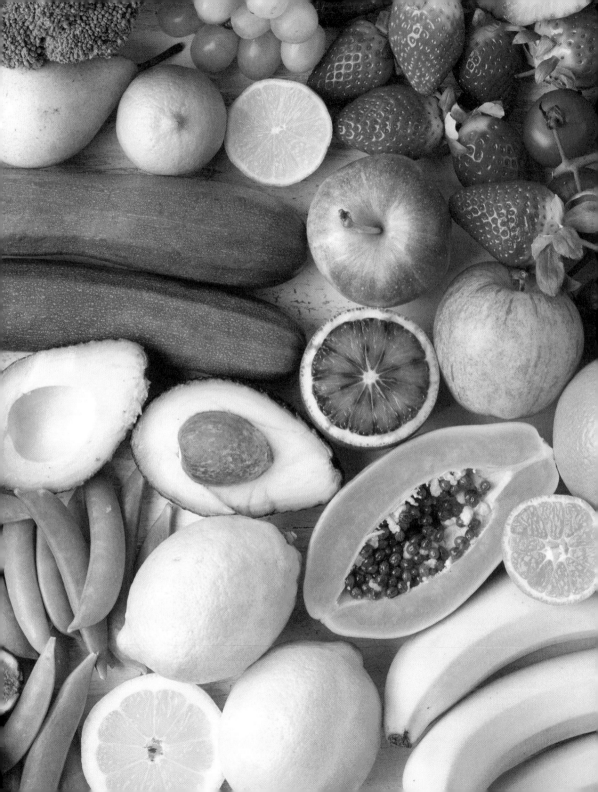

Ya sabemos cuáles son los alimentos que debemos tener en nuestra nevera, así que vamos a empezar a configurar la lista de la compra de comida real con la que llenar todo ese espacio que han dejado los ultraprocesados.

FRUTAS Y VERDURAS: LAS QUE SEAN DE TEMPORADA Y ESTÉN A BUEN PRECIO

¿Y cuánto es una ración de fruta?

Una ración de fruta es, más o menos, lo que cabe en la palma de la mano: dos mandarinas, una manzana grande, un plátano, un racimo de uvas, dos rodajas de melón, un melocotón...

¿PLÁTANO Y UVA TAMBIÉN?

Sí, una ración de plátano normal, de unos 90 gramos de peso, tiene unos valores nutricionales (kilocalorías, azúcar, fibra...) similares a los de la manzana, por ejemplo, así que no hay razón para desaconsejarla. Ocurre lo mismo con la uva.

¿Y cuánto es una ración de verdura?

La ración de verdura es tremendamente importante. Por lo general, desempeña un papel secundario en las comidas, pero debería ser la protagonista de nuestros platos. Una ración de verdura son 250 gramos. Más adelante lo veremos en el método de la mano.

Procuraremos comer cada día al menos tres raciones de fruta y dos raciones de vegetales.

Según la Fundación Española de Nutrición (que arroja unos datos muy negativos acerca de la evolución del consumo de frutas y verduras en España), actualmente tomamos un 40 % menos de vegetales que hace cincuenta años. Quienes elevan algo la media son las personas más mayores, que toman casi el doble de frutas y verduras que los adolescentes.

¿Por qué es tan importante consumir verduras?

Son alimentos especialmente ricos en vitaminas, minerales y fibra, además de fitoquímicos o sustancias que ayudan a prevenir enfermedades.

Ayudan a mantener el peso a raya y a prevenir y eliminar el sobrepeso y la obesidad, ya que tienen una baja densidad energética, pero una alta densidad nutricional. Esto significa que aportan compuestos imprescindibles para conservar una buena salud sin agregar demasiadas calorías. Además, constituyen una fuente fantástica de fibra prebiótica para la microbiota, polifenoles y agua, que, aportando muy pocas calorías, nos sacia y nos nutre.

Sus propiedades nos alejan, directamente, de una muerte prematura. Según un estudio reciente, se ha comprobado que existe un menor riesgo de dolencias crónicas y muerte prematura con la ingesta de más de 800 gramos diarios de frutas y verduras (lo que propone la OMS). También se considera que una dieta rica en frutas y verduras es un método de prevención de enfermedades como el cáncer y la diabetes. En este último caso, se ha comprobado que existe un 14 % menos de riesgo cuando se sigue una dieta rica en vegetales. Con un consumo diario de 600 gramos de hortalizas, la protección frente a enfermedades cardiovasculares es aún mayor, del 28 %.

Por último, pero no menos importante, desplazan el consumo de alimentos insanos como la bollería o las galletas.

¿Qué frutas, verduras y hortalizas debes tener en la nevera?

Hay que tener siempre en cuenta las frutas de temporada y a partir de ahí hacer la lista de la compra. No deberían faltar el brócoli, la coliflor, las coles de Bruselas, el ajo puerro, el repollo, las espinacas, la lechuga, la rúcula... Es necesario comer verduras y frutas de diferentes colores, ya que aportan distintos nutrientes: los colores más intensos son los que más nutrientes aportan.

¿TE CUESTA COMER FRUTA O VERDURA?

Si la respuesta es sí, te invito a que hagas una lista con las verduras que te gustan, las que has probado y no te gustan, y las que no has probado y en realidad no sabes si te gustan. Empieza por las que nunca has probado, combínalas con las que sabes que te gustan y así aumentarán las posibilidades de que te gusten.

La verdura debe ser la protagonista de tus comidas

La verdura debe ocupar la mayor parte del plato: tiene que ser verdura con cosas, no cosas con verdura. Si hiciéramos un esquema del primer plato y el segundo, el primero debería ser siempre vegetal: ensalada de tomate, crema de verduras, etc., y el segundo llevaría una guarnición de verdura. Puedes combinarlas con huevo, en cremas o ensaladas completas; por ejemplo, el calabacín pelado en crudo y en daditos queda exquisito en ensalada.

Los niños y la verdura

Es importante no olvidar que los niños tienen una preferencia innata por los sabores dulces y rechazan los sabores amargos o agrios. Esto significa que, con total seguridad, nuestros hijos necesitarán una mayor exposición a los alimentos amargos, como algunas verduras, para aceptarlos e integrarlos en su alimentación. Algunos estudios aseguran que antes de apreciar un nuevo alimento, un niño necesita probarlo entre 10 y 15 veces. Se trata de algo natural que forma parte de su desarrollo.

Veamos algunos sencillos consejos para que los niños acepten las verduras:

1. No les des diariamente ultraprocesados ricos en azúcares:

si empiezan el día con alimentos hiperpalatables, que excitan muchísimo su paladar y su cerebro (como el cacao soluble azucarado, las galletas, los cereales de desayuno, etcétera), cuando, tres horas después, intentes que coman brócoli, les resultará muy poco atractivo. Después de esa explosión de sabor en el desayuno, la verdura del mediodía no les sabrá a nada o, debido a su rechazo innato a los sabores amargos, lo repelerán fácilmente.

2. Sé el ejemplo de lo que quieres conseguir:

los niños aprenden por imitación, así que, aunque les repitas lo buenas que son las verduras, hasta que no vean que disfrutas con ellas no las comerán. Debes procurar ser el ejemplo de lo que quieres conseguir en ellos.

3. Crea un ambiente agradable para la introducción de nuevos alimentos:

es mucho más probable que el niño quiera probar algo nuevo si lo haces de forma no coercitiva. El rechazo a probar alimentos nuevos es habitual sobre todo entre los 2 y los 6 años. Una manera sencilla de favorecer que eso no ocurra es hacerlos partícipes del proceso, involucrándolos en la compra y cocinando con ellos. El simple acto de poner verduras al alcance de los niños (por ejemplo, en fruteros con verduras que no necesiten refrigeración) así como presentarlas de manera más atractiva potencia su consumo.

4. No los fuerces a comer, no premies ni castigues con comida:

es más efectivo alabar cuando decidan probar un nuevo alimento, preguntarles qué les ha parecido y si querrían comerlo otra vez. Lo importante es que no asocien la comida saludable a algo malo, como la obligación y el castigo, y la comida insana a algo bueno, como un premio.

FUENTES PROTEICAS DE CALIDAD

Los alimentos ricos en proteínas son las legumbres y sus derivados, como el tofu; las aves; los frutos secos y los lácteos y sus derivados, como los quesos frescos naturales. También son fuentes de proteínas de calidad el pescado, los huevos y los cortes magros de mamíferos sin procesar, como el lomo de cerdo o el filete de ternera.

Los productos como las salchichas, las gulas y el surimi son ultraprocesados, lo mismo que el paté o la mayoría de los embutidos (salvo contadísimas excepciones). En general, se trata de mezclas de proteína animal con harinas y potenciadores del sabor, y son, por lo tanto, una mala opción.

La recomendación general en personas sedentarias o poco activas es de 0,8 gramos de proteína por kilo de peso corporal al día. A medida que la persona practique más actividad física, necesitará más proteína, hasta llegar a los 2 gramos de proteína por kilo de peso al día.

El problema del jamón de York

El jamón de York es un alimento que está muy integrado en nuestras dietas, cuando queremos cuidar la línea e incluso cuando estamos enfermos. Sin embargo, lo habitual es que al comprarlo en el supermercado o en la charcutería, nos llevemos a casa un producto de muy baja calidad y valor nutricional.

Es, pues, necesario saber que la denominación «jamón de York» no asegura su calidad. Lo óptimo es que tenga un alto porcentaje de carne de cerdo y que no lleve féculas ni potenciadores del sabor (estos se representan en las etiquetas como E-6).

¿Cómo identificar un buen embutido de jamón?

Fiambre de jamón

Se permite la adición de fécula, generalmente de patata, y tan solo tiene un 50 % de carne. Se le podría llamar tanto carne con fécula como fécula con carne. Es el fiambre menos nutritivo porque, para hacerlo atractivo y sabroso, los fabricantes se ven obligados a añadirle potenciadores del sabor, azúcar y distintos ingredientes. Contrariamente a lo que puede parecer, es el más popular porque tiene un precio más bajo y, además, es muy sabroso por el número de aditivos que lleva.

Jamón cocido

Este es de mejor calidad porque no se permite que contenga fécula y la cantidad de azúcar añadido no puede superar un 2 %. Tiene hasta un 70 % de carne, lo cual lo convierte en una buena opción para llevarte a casa.

Jamón cocido extra

Esta es, sin duda, la mejor, pero también la más complicada de encontrar. El porcentaje de carne aumenta hasta un 80-90 %, por lo que prácticamente su composición total es carne y no está permitida la adición de azúcares en más de un 1,5 %.

Jamón de pavo

Al igual que con el fiambre de jamón, el jamón de pavo tiene un porcentaje de pollo o pavo del 50 % y, aparte de fécula, incluye potenciadores del sabor, azúcares y aditivos. Lo recomendable es que prestes atención al tanto por ciento de carne que incluye y elijas, siempre que puedas, los que aporten más de un 80 % de carne de pavo o de pollo.

Las fuentes de proteínas vegetales

Las fuentes de proteínas vegetales son principalmente las legumbres y sus derivados como el tofu, el tempeh o la soja texturizada.

Como ocurre con la de origen animal, también hay ultraprocesados vegetarianos, así que es muy probable que esas salchichas de tofu o hamburguesas vegetales sean igual de insanas que sus homólogos cárnicos y contengan azúcares, aditivos y todo tipo de ingredientes industriales. Una vez más, lee los ingredientes o directamente decántate por lo menos procesado posible: legumbres de toda la vida, tofu firme normal...

GRASAS DE CALIDAD

La lista es fácil de hacer: aceite de oliva virgen extra, aguacate, frutos secos al natural sin sal o tostados sin sal. En cuanto a vinagres para aliñar, mejor el de vino o de manzana (que no lleva azúcar añadido, al contrario que el de Módena). La recomendación general es entre 1 y 1,5 gramos de grasa al día por kilo de peso corporal. Es importante tener en cuenta que, además del aceite de oliva, que es prácticamente todo grasa, los alimentos contienen grasa en su interior. Estos cálculos pueden costarnos un poco, así que daremos una herramienta más sencilla para distribuir sus raciones.

ALIMENTOS RICOS EN HIDRATOS DE CARBONO

Tubérculos como la patata o el boniato, granos integrales como el arroz o la quinoa, las legumbres, la pasta...

En general, la población sana no deportista no necesita tanto alimento rico en hidratos de carbono como pensamos.

Con los hidratos que nos aportan las legumbres, la fruta, los tubérculos, los lácteos, las hortalizas y algo de pan integral o avena en el desayuno, es más que suficiente.

La mayoría de los alimentos son una mezcla de macronutrientes (grasas, hidratos y proteína); en el caso de las legumbres obtenemos una mezcla de hidratos de carbono complejos o de absorción lenta y buena cantidad de proteína.

PAN: CÓMO COMPRAR UN BUEN PAN INTEGRAL

Lo primero y más importante que debemos saber es el vacío legal que existe en España respecto al pan integral. Actualmente, y hasta nuevo aviso, puedes encontrar panes que se denominan integrales con un 0% de harina integral.

En Holanda se llama pan integral al pan que tiene al menos la mitad de su harina integral. En Alemania, en cambio, se exige que el 90% sea integral. Sin embargo, en España se puede denominar integral siempre que este sea «fuente de fibra», lo cual significa que ese alimento tiene 3 gramos de fibra por cada 100 gramos de producto o, si especifica «alto en fibra», 6 gramos de fibra por cada 100 gramos de producto. Al parecer existe un movimiento para mejorar la legislación que obligaría a especificar el porcentaje de harina integral de los alimentos.

¿Si tiene mucha fibra significa que es integral? Pues desgraciadamente, no. Para comprenderlo, nos puede ayudar ver la estructura del grano.

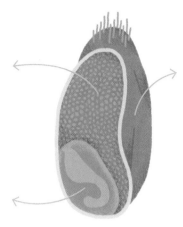

Edospermo

· Hidratos de carbono (almidón)

· La mayor parte de las proteínas (gluten)

Germen

· Ácidos grasos esenciales

· Vitaminas E y B

· Minerales traza

· Fitonutrientes

Salvado

· La mayor parte de la fibra dietaria insoluble

· La mayor parte de las vitaminas del grupo B

· La mayor parte de los minerales traza

· Fitonutrientes

ESTRUCTURA DEL GRANO DE CEREAL

En esta imagen vemos las 3 partes diferenciadas del grano de cereal. En la molienda del grano se pierde la parte de fuera, el salvado, que es donde reside la fibra del grano. El producto resultante es lo que llamamos una harina refinada o una harina blanca.

Generalmente, la mayoría de los panes «integrales» que encontramos son mezclas de harinas refinadas (harinas sin fibra) con salvado (fibra) obtenido de otras moliendas. Si miramos la tabla de valores nutricionales en el apartado de fibra, habrá una cantidad de fibra alta, pero nunca será un producto realmente integral (sino simplemente una mezcla muy interesante y rentable para la industria). Un pan realmente integral es aquel obtenido de la harina resultante de la molienda del grano completo. Si una harina es de grano entero, siempre estará especificado: harina integral de grano entero, harina integral de trigo. Si no pone que la harina sea integral es que no se obtiene del grano entero.

La pregunta que debemos hacernos para saber si el pan es de calidad es: ¿Qué porcentaje de harina integral lleva?

Aquí hay que tener en cuenta que un producto alto en fibra no es lo mismo que integral. Cuando una etiqueta señala «fuente de fibra», no tiene por qué tener harina 100 % integral, de modo que no podemos llamarlo pan de calidad. La mayoría de los panes que compramos tienen una composición más cercana a la bollería industrial.

El buen pan integral debería llevar pocos ingredientes: harina 100 % integral de cereal, masa madre, agua y sal.

Comer pan de calidad con un porcentaje de harina integral alto, en lugar de los panes de baja calidad que consumimos habitualmente, es fundamental ya que el pan nos aporta gran parte de las calorías que consumimos al día. Debemos tener en cuenta que el pan es uno de los alimentos de mayor consumo en España: 34,65 kilos por persona al año, con un gasto medio anual de 83,92 euros por persona solo en pan.

Teniendo en cuenta la calidad y la cantidad de pan que comemos hoy, es preferible reducir al mínimo su consumo si no podemos asegurar su calidad real.

¡Te animo a que pruebes la receta de pan casero que tienes en el recetario!

LÁCTEOS Y DERIVADOS

El consumo de lácteos es un asunto polémico: algunos expertos defienden que la leche es casi un veneno y otros aseguran que los lácteos son imprescindibles.

Lo cierto es que si se consumen un par de raciones al día de lácteos en su versión natural sin azucarar, son alimentos saludables y nutritivos, fuente de proteínas, vitamina D, fósforo y calcio. Pero no son alimentos imprescindibles; no hay más que ver que los alérgicos a la proteína de la leche de vaca, intolerantes a la lactosa y veganos no padecen deficiencia de nutrientes.

Así que, si deseas consumir lácteos, hazlo según la escuela de salud pública de Harvard, que recomienda la ingesta de 2 raciones de lácteos naturales sin azucarar. Los nutrientes que aportan los lácteos no solo están en los lácteos (y por eso no son imprescindibles), así que si consumes pocos o ningún lácteo, procura comer pescados azules pequeños, legumbres, frutos secos, berros...

Elegir un buen lácteo es complicado porque las opciones de los supermercados suelen ser de muy baja calidad. Lo imprescindible es leer los ingredientes (y que estos sean leche y fermentos lácticos), o escoger directamente la versión natural sin edulcorar.

CONSERVAS ÚTILES

Al contrario de lo que puedas pensar, soy una fiel defensora de las buenas conservas. Para saber si una conserva es adecuada, tenemos que leer la lista de ingredientes. Si en ella hay muchos que no entiendes o que no pondrías si hicieras la conserva tú mismo, no la elijas. La mejor opción tendrá ingredientes que reconocerás por sentido común y que tú mismo pondrías en la conserva.

Las conservas nos ayudan a comer bien cuando no tenemos tiempo de cocinar, así que es recomendable tener en la despensa conservas de legumbre, bivalvos como mejillones y berberechos, salsa de tomate, pisto, judías verdes, alcachofas, cardo, pescado azul...

PARA PICAR

Chocolate con más del 85 % de cacao, frutos secos crudos, encurtidos, semillas, zanahoria, tomatitos cherry...

FINES DE SEMANA Y VIDA SOCIAL

Sin duda, cuando buscamos perder grasa, la vida social es la parte más complicada y la menos trabajada en consulta.

La mayoría de las veces, optamos por no quedar o bien por seguir haciendo lo mismo de antes y esperar que con lo que hacemos entre semana sea suficiente para seguir perdiendo grasa.

> Primero, y antes de seguir leyendo, te invito a que repases mentalmente todos los extras que haces; puede ser que estés sobrevalorando o infravalorando esos excesos (aunque, casi con seguridad, se trate de lo segundo).
>
> Llevar un registro dietético de una semana es una herramienta muy poderosa para comenzar el cambio y, además, el simple hecho de escribir lo que comemos sin juzgar (es decir, simplemente apuntándolo), ya es, en sí mismo, terapéutico.

Una vez que tengamos una visión clara de cuál es nuestra situación actual, podemos decidir qué queremos pulir. Hay ciertos momentos (como la pizza del viernes en familia viendo una película) a los que no te apetece renunciar, y está bien, porque no se trata de ser perfectos, sino de elegir las batallas y saber cuándo y cómo ser flexibles.

Se trata de ser conscientes, comer sin culpa y mantenernos sanos.

El resto del tiempo es importante que logremos salir de forma sana, sin renunciar a disfrutar, y que aprendamos, en definitiva, a navegar por la vida social. Aquí tienes unas pautas para comer fuera de casa sin dejar de cuidarte.

HAZ UN ESTUDIO DE MERCADO

En la zona o zonas donde sueles comer a fin de elegir el establecimiento donde haya opciones saludables o poner en práctica estos simples consejos que te ayudarán a comer fuera de casa y seguir perdiendo grasa. El truco es consensuar o redireccionar la elección del restaurante o el plan para conseguir elegir bien.

NO TOQUES EL PAN

Quizá sea la parte más complicada, porque pellizcar ese bollito de pan calentito y crujiente mientras esperas a pedir (con hambre) es irresistible. Por eso recomiendo que evites que te sirvan pan, y si ya está en la mesa, es mejor que no lo pruebes, sobre todo si te cuesta controlar la ración (cada bollito puede sumarle unas 350 kilocalorías a la comida).

EL POSTRE

Lleva siempre fruta encima, por si acaso, aunque en muchos sitios tienen fruta de postre. Si se te olvida, no disponen de fruta y tienes hambre, una buena alternativa es un yogur o una cuajada sin azúcar y sin miel, o bien pasar directamente al café.

QUÉ PEDIR

De primero: siempre platos vegetales

- Ensalada.
- Panaché de verduras.
- Crema de verduras.
- Gazpacho.
- Ensaladas que no lleven queso ni aderezos (podemos pedirlas sin la salsa).
- Platos de verdura de temporada: menestra, judías verdes, alcachofas...

De segundo: una proteína magra y limpia a la plancha o a la parrilla

(si los segundos son muy potentes, podemos elegir dos primeros).

- Solomillo.
- Pescado.
- Marisco.
- Tofu.
- Tortillas de vegetales o de alimentos ricos en proteínas.
- Pollo.
- Pavo.
- Legumbre.

Si la opción es un plato combinado, pediremos una parte proteica (pollo, pescado, sepia...) y ensalada o pimientos de acompañamiento.

Si estamos comiendo *pintxos,* seleccionaremos aquellos que vayan con palito, como una brocheta de gambas, una gilda, bonito encebollado...

ALCOHOL

El consumo de alcohol debería ser cero.

El alcohol es tóxico para el cuerpo y se relaciona con enfermedades hepáticas, cardiovasculares y diferentes tipos de cáncer. Su consumo, sin embargo, está muy arraigado y normalizado en nuestra cultura. Esto hace que lo percibamos como algo inocuo, sobre todo en el caso de la cerveza y el vino. Respecto a este último, incluso tenemos la falsa creencia de que una copa de vino al día es buena para la salud cuando, en realidad, lo saludable sería tomar un racimo de uvas, ya que tienen las mismas sustancias antioxidantes sin necesidad de ingerir alcohol.

Así pues, es preferible que bebas lo menos posible y, si lo haces, que elijas graduaciones bajas, como las de la sidra, la cerveza o el vino. Procura no beber entre semana y, durante el tiempo de ocio, no superes una copa de vino, una cerveza o dos copas de sidra en el caso de las mujeres, y el doble para los hombres.

Te recomiendo que en la velada elijas otras bebidas, como cerveza sin alcohol, agua, agua con gas con unas gotitas de limón, un poco de vino con gaseosa sin azúcar, refrescos zero, café o infusiones.

NO DES POR HECHO Y NEGOCIA

Haz preguntas

¿Lleva patatas fritas?

Muchas veces, aunque la carta no lo especifique, el plato de proteína a la plancha lleva patatas fritas, así que tendrás que aplicar el mismo principio de prevención que con el pan; es decir: para evitar que te sirvan cosas tentadoras, pregunta si va acompañado de patatas y, si es el caso, cámbialas por pimientos, ensalada o por nada. Ver en el plato unas crujientes y doradas patatas fritas que hemos decidido no comer es una auténtica tortura.

¿Lleva salsas?

Las salsas pueden ser un auténtico boicoteador, sobre todo en el caso de las ensaladas, por eso lo mejor es pedir el aliño aparte o bien la comida sin salsa y que te dejen aliñarla con aceite de oliva y vinagre. Así, tú mismo controlarás tus platos, ya que este punto suele ser excesivo. Recuerda, además, que un restaurante busca el placer gastronómico, no que el plato sea lo más sano posible.

COMER (Y VIVIR) CON CONSCIENCIA

Aunque esto es un consejo que sirve para todas las comidas que hagas, cuando estés en un restaurante o tomando unos *pintxos* perderás la conexión con lo que estás comiendo y con la cantidad que estás ingiriendo; en definitiva, tu grado de saciedad y las probabilidades de comer de más aumentan muchísimo. Si comes deprisa, no dejas tiempo suficiente para que las señales de saciedad lleguen hasta tu cerebro. Ten en cuenta que se calcula que hasta pasados 20 minutos la sensación de saciedad no llega al cerebro.

Cuando estés en un restaurante, puedes intentar parar a mitad de plato y hacer un repaso de cómo te sientes, cómo estás de lleno. Procura dejar los cubiertos en la mesa y respirar entre bocados.

La masticación es un punto clave: intenta hacerlo quince veces por bocado y, en la medida de lo posible, sin distracciones de móviles, tabletas, revistas o televisión.

Las ocasiones más especiales, como los cumpleaños o las comidas navideñas, representan una mínima parte del año, así que en realidad no afectan al patrón dietético habitual, el que realmente tenemos que cambiar.

SÉ CONSCIENTE DE TUS HÁBITOS

Es frecuente subestimar lo que bebes y comes haciendo un juicio injusto y quedándote con la idea de que no te pasas tanto, pero lo cierto es que es igual de importante elegir buenos alimentos que considerar las calorías si la mayoría de los días comes más pan del que deberías, usas aliños, bebes refrescos o alcohol, tomas un par de onzas de chocolate, te acabas el bocadillo de los niños, antes de empezar a cocinar tomas un trocito de chorizo con pan, etcétera. Todo eso cuenta y puede estar saboteándote más de lo que piensas. Además, en general sobreestimamos nuestra actividad física: debemos ser conscientes de que el sedentarismo no es neutro, nos perjudica, y si no damos más de mil pasos al día (vamos de casa al coche, del coche a la oficina, de la oficina al coche y del coche a casa), aunque salgamos el fin de semana a «andar» dos horas, no podemos considerar que somos activos.

La mala alimentación y la alimentación no consciente, el sedentarismo y la mala gestión del estrés forman un cóctel perfecto para ir subiendo poco a poco de peso: sin darte cuenta, en diez años pesarás casi veinte kilos más.

Pero no es posible llegar a la perfección en alimentación; si te obsesionas con ello, puede convertirse en una patología. Lo importante es que seas consciente de tus hábitos alimentarios y de vida. La mayoría pensamos que tenemos unos hábitos saludables cuando, en realidad, subestimamos lo que comemos y sobre-estimamos cuánto nos movemos.

A veces es necesario comer de manera imperfecta; el trabajo real consiste en acotar estas veces al 20 % de tu tiempo y trabajar el 80 % restante para alimen-tarse adecuadamente y llevar una vida saludable.

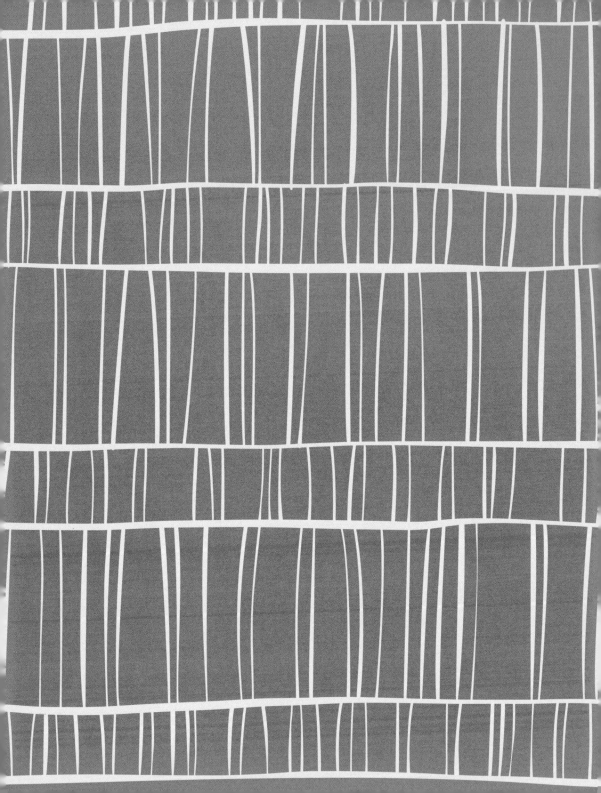

CAPÍTULO 4

PLANIFICA TU MENÚ

Si has puesto en práctica todos los consejos anteriores, tendrás la casa vacía de productos insanos y llena de comida real. En esta parte, prepararemos de manera sencilla menús de comidas y cenas equilibradas y saludables para toda la familia.

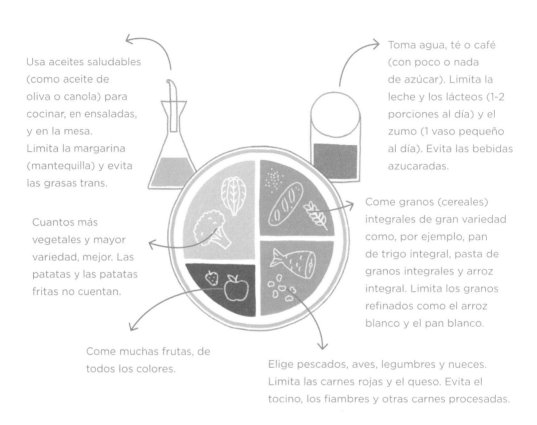

Usa aceites saludables (como aceite de oliva o canola) para cocinar, en ensaladas, y en la mesa. Limita la margarina (mantequilla) y evita las grasas trans.

Cuantos más vegetales y mayor variedad, mejor. Las patatas y las patatas fritas no cuentan.

Come muchas frutas, de todos los colores.

Toma agua, té o café (con poco o nada de azúcar). Limita la leche y los lácteos (1-2 porciones al día) y el zumo (1 vaso pequeño al día). Evita las bebidas azucaradas.

Come granos (cereales) integrales de gran variedad como, por ejemplo, pan de trigo integral, pasta de granos integrales y arroz integral. Limita los granos refinados como el arroz blanco y el pan blanco.

Elige pescados, aves, legumbres y nueces. Limita las carnes rojas y el queso. Evita el tocino, los fiambres y otras carnes procesadas.

Esta ilustración está inspirada en el plato para comer saludable de Harvard. Es una herramienta muy intuitiva y acertada para organizar nuestros platos. En esta parte nos basaremos en ella para planificar nuestros platos y nuestro menú semanal.

¿CÓMO CALCULAR LAS CANTIDADES? EL MÉTODO DE LA MANO

Antes de empezar a configurar tus platos, este método te servirá para calcular las cantidades aproximadas de alimentos que debes añadir. Es adecuado para personas sanas, sin problemas alimentarios, que quieran mantener su peso y comer correctamente. Es una herramienta muy general, pero útil, porque distingue el tamaño de la ración de un hombre del de una mujer, así como el de un adulto respecto del de un niño.

La ración proteica debe equivaler a la palma de la mano.

La ración de verdura debe rellenar el hueco de las palmas de las manos juntas.

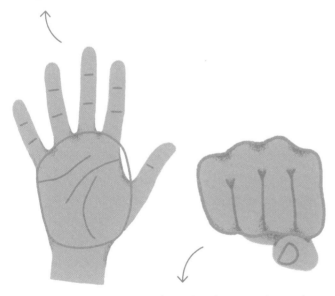

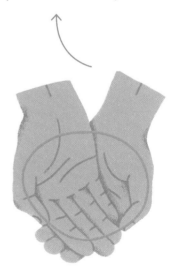

La ración de granos integrales debe equivaler al tamaño del puño.

¿QUÉ PONER EN TU PLATO?

LA MITAD DEL PLATO: VERDURAS, HORTALIZAS Y FRUTAS

Tanto en la comida como en la cena, hemos visto que la cantidad de verdura y hortalizas recomendada son 2 raciones de 250 gramos cada una. Lo ideal es consumir más de medio kilo de verduras y hortalizas al día. Estos vegetales pueden ser en crudo o cocinados; en realidad, lo mejor es que la mitad de ellos sean en crudo y la otra mitad cocinados.

Además de la verdura, se recomienda de manera general que consumamos 3 piezas de frutas de temporada al día.

Consumir 2 raciones de verdura y 3 raciones de fruta al día podría salvar potencialmente 2,7 millones de vidas al año.

UN CUARTO DEL PLATO: LOS GRANOS INTEGRALES

En esta parte del plato se incluyen los alimentos ricos en hidratos de carbono, así que la patata o el boniato podrían ser opciones válidas siempre que sean asados o al horno. En nuestra cultura alimentaria, este cuarto lo cumple con frecuencia una rebanada pequeña de pan integral de verdad, pero también podríamos sustituirlo por un poco de arroz integral.

EL OTRO CUARTO DEL PLATO: PROTEÍNA SALUDABLE

Esta proteína saludable puede proceder de animales, como cortes magros de aves, cerdo o ternera, pescados blancos y azules, mariscos, huevos, quesos frescos..., o de una fuente vegetal, como las legumbres, el tofu, el tempeh o la soja texturizada.

Este esquema de plato único puede adaptarse a una comida en dos platos. El primero estaría compuesto solo por verdura; en el segundo pondríamos la mitad del plato de verdura, un cuarto de proteína y un cuarto de grano integral.

EL POSTRE

Aunque no sea algo estrictamente necesario en nuestra dieta, las mejores opciones son tomar una pieza entera de fruta, un yogur natural entero o un yogur de soja sin azúcar añadido, un puñadito de frutos secos o, de vez en cuando, una onza (unos 30 gramos) de chocolate negro con más del 85 % de cacao.

¿Y EL DESAYUNO?

Al contrario de lo que solemos pensar, el desayuno no es la comida más importante del día. Es una comida más y no hay ninguna razón nutricional para que no podamos desayunar las cantidades y alimentos que comeríamos o cenaríamos. De hecho, si nuestro desayuno está compuesto por comida insana, es mejor no desayunar. Normalmente se trata de nuestra peor comida del día, ya que es en la que consumimos más ultraprocesados. La publicidad ha conseguido asociar el desayuno a ciertos alimentos de este tipo, convirtiéndolos en «alimentos de desayuno», como los cereales.

Es cierto que, a primera hora del día, ya sea por costumbre o por otros motivos, hay ciertos alimentos que nos entran mejor. Podemos desayunar lo que queramos, pero siguiendo el principio de que los alimentos sean de buena calidad nutricional. Podemos desayunar fruta fresca, ya que suele sentar muy bien y ayuda a conseguir el objetivo de comer 3 piezas de fruta al día. Otros alimentos adecuados como fuente proteica pueden ser los lácteos naturales, los huevos o los frutos secos, que además nos aportan ácidos grasos esenciales, o el aceite de oliva. Por último, una fuente de hidratos sanos podría ser un buen pan integral, la avena o la fruta.

En el capítulo 6 encontrarás mis recetas favoritas de desayuno nutritivo...

MENÚ SEMANAL

Ahora que hemos repasado cómo se equilibra un plato, puedes configurar el menú semanal para ti y para toda la familia. Estos son los pasos más sencillos para planificar el menú de tus 14 comidas principales de la semana:

PIENSA PRIMERO EN LA PARTE PROTEICA

Rellena las 14 casillas de comidas con proteínas saludables. Puedes simplificar aún más pensando en 8 comidas principales y doblando la ración.

GARBANZOS	POLLO	LENTEJAS	DORADA	SOJA TEXTURIZADA	SALMÓN	ALMEJAS
TOFU	HUEVO	SARDINAS	QUESO FRESCO	HUEVO	GARBANZOS	POLLO

AGREGA LOS GRANOS INTEGRALES

Recuerda que los granos integrales son la quinoa, el arroz integral, el pan integral 100 %, la pasta integral... Ten siempre en cuenta que la proporción de verduras debe ser mayor; es decir, el arroz, la pasta y el pan no deben ser los protagonistas del plato.

GARBANZOS PAN	POLLO QUINOA	LENTEJAS ARROZ	DORADA PAN	SOJA TEXTURIZADA PAN	SALMÓN QUINOA	ALMEJAS ARROZ
TOFU PAN	HUEVO PAN	SARDINAS PAN	QUESO FRESCO PASTA INTEGRAL	HUEVO ARROZ	GARBANZOS PAN	POLLO TORTILLA INTEGRAL

AÑADE LA VERDURA

Como mínimo, la mitad del plato debe ser verdura. Para simplificar el cocinado de esta, haz 4 bases de verdura con métodos de cocción diferentes para poder cocinarlo todo a la vez en menos de 2 horas y hacer 2 raciones de cada uno de los cocinados:

Base 1, al horno: calabaza, cebolla, espárragos trigueros y setas.

Base 2, en sartén: pisto de salsa de tomate con calabacín, cebolla, ajo y pimientos de tres colores.

Base 3, en olla exprés: brócoli con una patata y un boniato.

Base 4, triturada: puré de verduras y hummus.

Veamos cómo queda:

GARBANZOS PAN PISTO	POLLO QUINOA ENSALADA	LENTEJAS ARROZ VERDURAS ASADAS	DORADA PAN PURÉ	SOJA TEXTURIZADA PAN PISTO	SALMÓN QUINOA BRÓCOLI CON PATATA	ALMEJAS ARROZ PURÉ
TOFU PASTA INTEGRAL BRÓCOLI CON PATATA	HUEVO PAN VERDURAS ASADAS	SARDINAS PAN ENSALADA DE TOMATE Y PATATA COCIDA	QUESO FRESCO PASTA INTEGRAL ENSALADA	HUEVO ARROZ VERDURAS ASADAS	GARBANZOS PAN ENSALADA	POLLO TORTILLA INTEGRAL PIMIENTOS

En la nevera tendrás verduras y frutas frescas y limpias para preparar ensaladas. También contarás con conservas de espárragos, alcachofas, legumbres...

Este sería nuestro menú semanal. Puedes simplificarlo todo lo que quieras: lo mismo que hemos hecho al pensar unas pocas preparaciones de verdura y duplicarlas, puede hacerse con las proteínas, y así repetir platos de días completos. Un ejemplo:

GARBANZOS PAN PISTO	POLLO QUINOA BRÓCOLI CON PATATA	LENTEJAS ARROZ VERDURAS ASADAS	DORADA PAN PURÉ	SOJA TEXTURIZADA PAN PISTO	SALMÓN QUINOA BRÓCOLI CON PATATA	ALMEJAS ARROZ PURÉ
TOFU PASTA INTEGRAL ENSALADA	HUEVO PAN VERDURAS ASADAS	SARDINAS PAN ENSALADA DE TOMATE Y PATATA COCIDA	QUESO FRESCO PASTA INTEGRAL ENSALADA	HUEVO ARROZ VERDURAS ASADAS	SARDINAS PAN ENSALADA DE TOMATE Y PATATA COCIDA	POLLO TORTILLA INTEGRAL PIMIENTOS SALTEADOS CON CEBOLLA

COMER DE TÁPER

Hoy en día, muchos de nosotros tenemos que llevarnos el táper al trabajo. Pero tanto si lo hacemos como si no, es muy útil preparar su contenido el domingo e ir consumiéndolo durante la semana, por dos razones:

- Los alimentos aguantan perfectamente toda la semana.
- No pierden propiedades.

Todo lo que necesitamos para organizarnos podemos encontrarlo en ferreterías del barrio o a través de internet. Veamos, sin embargo, algunos consejos:

1. Necesitarás 5 táperes de vidrio de un litro:

esta medida es perfecta para las raciones. Es preferible invertir en los que sean de vidrio con tapa de plástico alimentario y asegurarnos de que cierran bien.

2. Si comes fuera de casa:

es preferible invertir en una mochilita especial que tenga compartimentos para transportar la comida y los aperitivos, y así podrás llevarlo todo organizado y preparado desde casa.

3. Puedes incluso planificar las ensaladas en frascos:

quedan fresquísimas y la lechuga no se estropea. Utiliza para ello tarros que tengas en casa, o también puedes comprarlos a través de internet: son frascos de vidrio grandes y de boca ancha, con una capacidad de un litro.

La clave es rellenarlos de más húmedo a más seco: la lechuga siempre debe quedar arriba del todo. Al estar almacenado en vertical se conserva perfectamente, porque la parte húmeda queda bien separada de la seca, y así no se estropea la lechuga.

LISTA DE LA COMPRA

A LA HORA DE HACER LA COMPRA...

- No vayas con hambre.
- Más mercado, frutería, pescadería y carnicería de barrio que super-mercado: además de apoyar al comercio local, no te cruzarás con tentaciones ultraprocesadas.
- En el supermercado, no entres en los pasillos en los que haya ultra-procesados. Ve directo al grano.

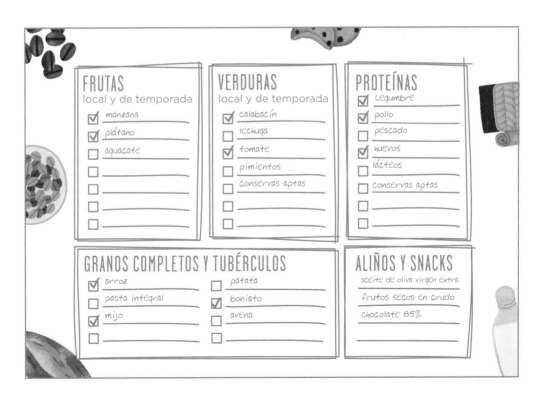

FRUTAS
local y de temporada
- ☑ manzana
- ☑ plátano
- ☐ aguacate
- ☐ _____
- ☐ _____
- ☐ _____

VERDURAS
local y de temporada
- ☑ calabacín
- ☐ lechuga
- ☑ tomate
- ☐ pimientos
- ☐ conservas aptas
- ☐ _____
- ☐ _____

PROTEÍNAS
- ☑ legumbre
- ☑ pollo
- ☐ pescado
- ☑ huevos
- ☐ lácteos
- ☐ conservas aptas
- ☐ _____
- ☐ _____

GRANOS COMPLETOS Y TUBÉRCULOS
- ☑ arroz
- ☐ pasta integral
- ☑ mijo
- ☐ _____
- ☐ patata
- ☑ boniato
- ☐ avena
- ☐ _____

ALIÑOS Y SNACKS
aceite de oliva virgen extra
frutos secos en crudo
chocolate 85%

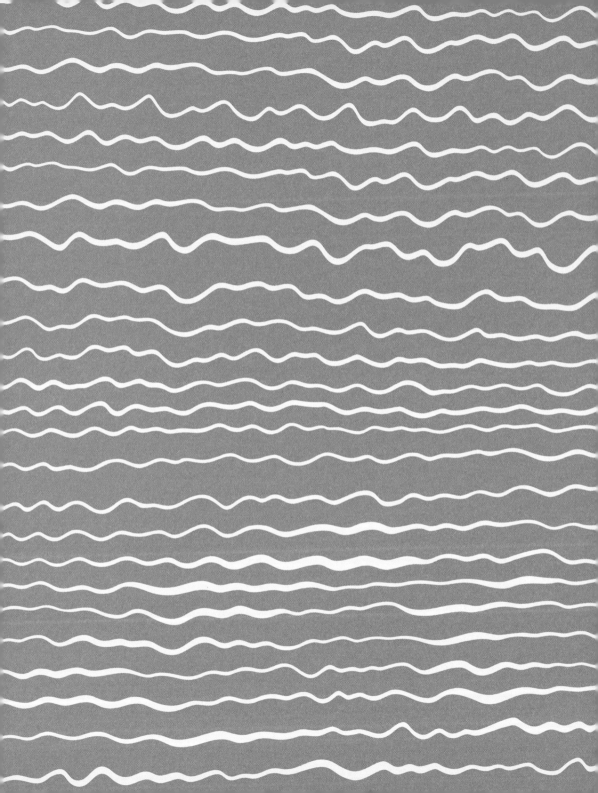

CAPÍTULO 5
ACTÍVATE

EL TIEMPO PARA TU CUERPO

Esta es la parte que más cuesta... Si vas de casa al coche, del coche al trabajo y del trabajo al coche, y luego del coche a la cama, necesitas activarte para evitar llevar una vida excesivamente sedentaria y exponer tu cuerpo a muchas dolencias, como las enfermedades cardiovasculares, degenerativas o metabólicas.

La actividad física es vital para alcanzar un peso saludable y ser capaces de mantenerlo, y a menudo, cuando pensamos en estar más activos, nos planteamos apuntarnos al gimnasio o marcarnos metas muy ambiciosas. Sin embargo, es un error: para conseguir cambiar es mejor ponerse metas asequibles y dar pasitos pequeños, pero seguros.

¡NO TENGO TIEMPO!

Lo cierto es que, en lugar de buscar refugio en esta frase, lo mejor es buscar oportunidades para hacer nuestro día a día más activo. Quizá no puedas destinar 2 horas diarias de tu tiempo al gimnasio, pero seguro que puedes incluir pequeñas acciones como estas:

1. Ve andando a los sitios:

si no es viable, aparca el coche más lejos, baja del autobús una parada antes o incluso desplázate en bici en vez de hacerlo en automóvil.

. . . .

2. Cuando vayas a pie a algún sitio,

elige el trayecto largo.

3. Olvídate de los ascensores

y sube siempre andando.

. . . .

4. Cuando estés esperando el tren o el autobús,

aprovecha y camina por la estación, o simplemente permanece de pie; solo con eso harás más ejercicio que estando sentado.

5. Cuando hagas tareas cotidianas,

incluye pequeños ejercicios como, por ejemplo, 25 sentadillas antes de lavarte los dientes.

. . . .

6. Limpia la casa a fondo, es un ejercicio fantástico;

¡apaga la tele y baila en casa!

. . . .

7. Sácale partido al tiempo libre:

aprovecha el fin de semana y, en lugar de quedar para tomar un vino con los amigos, propón una excursión por la montaña o un paseo por el parque a un ritmo rápido.

8. Apúntate a una actividad que te entretenga:

baile, zumba, pilates, yoga... Cualquier actividad con la que disfrutes y que te introduzca en una vida más activa será bienvenida.

. . . .

9. Aprovecha las nuevas tecnologías

y sigue una clase de estiramientos o tonificación por internet, descárgate aplicaciones...

Para hacer ejercicio más avanzado, es recomendable que contactes con un profesional de la actividad física que valore tu estado físico y tus objetivos, y pueda recomendarte la actividad física más adecuada.

CAPÍTULO 6
RECETAS

DESAYUNOS Y SNACKS

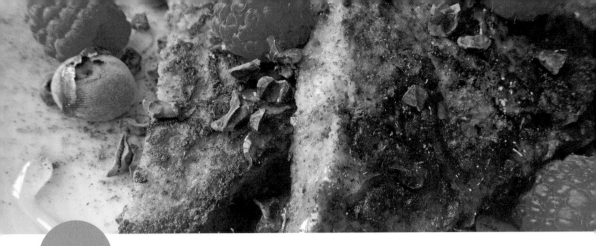

FRENCH TOAST SIN AZÚCAR

- 1 rebanada de pan integral del día anterior
- 2 huevos
- 125 ml de leche de vaca o bebida vegetal
- Mantequilla
- Canela de Ceylán al gusto

Bate los 2 huevos. Después, añade la leche con canela y mézclalo bien. Sumerge la rebanada de pan integral en la mezcla anterior hasta que esté bien empapada y pásala por la sartén hasta que se dore. Para que no se pegue, puedes usar un poco de mantequilla de calidad (buen procesado).

Puedes añadirle frutas, como arándanos o frambuesas, cacao en polvo, virutas de cacao o media cucharadita de miel.

 Ración: 1

 10-15 minutos

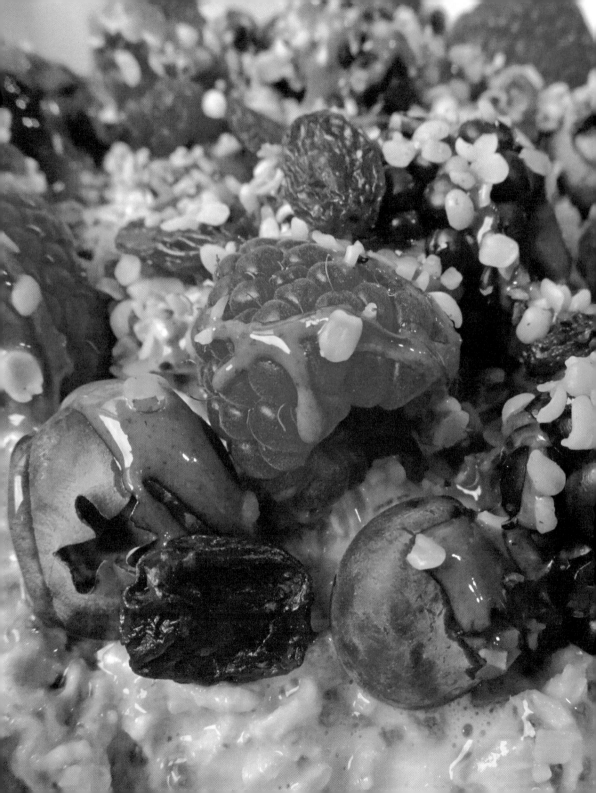

- 40 g de copos de avena
- 1 vaso de leche, bebida vegetal o agua
- 2 cucharadas de semillas de chía
- Canela al gusto (opcional)

OVERNIGHT OATS

Mezcla bien los ingredientes y déjalos reposar toda la noche en un tarro de cristal en refrigeración.

A la mañana siguiente, puedes consumirlos fríos o calentarlos en el microondas.

Puedes ponerle *toppings* al gusto, por ejemplo: pasas, crema de cacahuete, semillas de cáñamo y frutas del bosque.

 Ración: 1

 10-15 minutos

 Sin gluten, vegana, sin lactosa

 Esta es una receta estupenda para los que andan con prisa por la mañana, ya que solo hay que servir y comer. Además, si lo guardas en un bote podrás comerlo en la oficina sin problema.

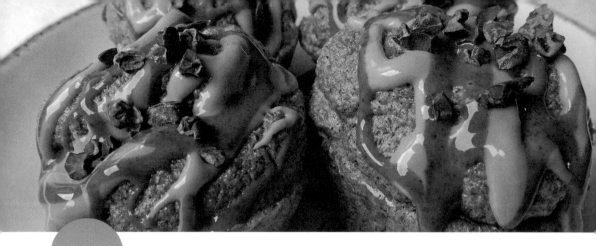

MAGDALENAS PROTEICAS

- 250 ml de claras de huevo
- 2 huevos
- 60 g de copos de avena sin gluten
- Canela al gusto
- Nuez moscada
- 1 cucharita de levadura
- Arándanos
- Nueces

Mezcla en un cuenco las claras de huevo, los huevos, los copos de avena, la levadura, la nuez moscada y la canela. Bátelo todo hasta que quede una masa homogénea. Viértelo en un molde de magdalenas y añade los arándanos y las nueces.

Precalienta el horno e introduce la mezcla durante 30 minutos a 180 °C.

 Raciones: 12   10-15 minutos

 Sin gluten, sin lactosa

 Para los celiacos, es recomendable que la avena sea certificada sin gluten.
Podemos guardarlas en un táper a temperatura ambiente o en refrigeración. Consumir en 4-5 días.

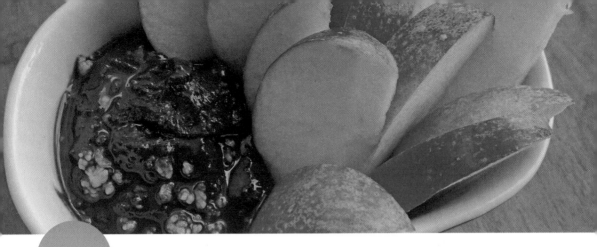

NUTELLA CASERA

- 200 g de avellanas crudas
- 100 g de cacao desgrasado
- 100 g de aceite de oliva
- 10 g de estevia líquida o edulcorante al gusto
- 200 ml, más o menos 1 vaso de cristal, de bebida vegetal
- Sal

Tuesta las avellanas en la sartén con una pizca de sal. Cuando estén tostadas, viértelas en un recipiente y tritúralas poco a poco hasta que se forme una pasta. En ese momento, añade el aceite, el cacao, la leche y el edulcorante o estevia. Sigue mezclando hasta que se forme una masa homogénea.

 20 minutos

 Sin gluten, vegana, sin lactosa

 Puedes triturar unas nueces para darle el punto crujiente, si lo deseas.

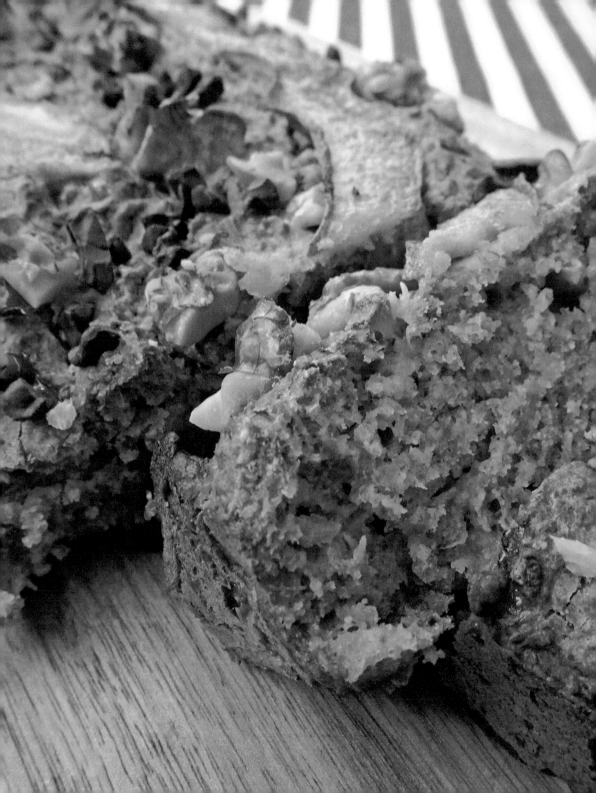

PAN DE PLÁTANO

- 3 plátanos muy maduros
- 2 huevos grandes
- ⅓ de taza o 40 g de aceite de coco derretido
- 200 g de harina integral
- 1 cucharadita de levadura
- 1 cucharadita de nuez moscada
- Pepitas de chocolate negro (opcional)

Aplasta los plátanos con un tenedor hasta que queden como una pasta y ponlos en un cuenco. Bate los huevos y viértelos en el cuenco. Añade la harina, el aceite, la levadura, la nuez moscada y las pepitas de chocolate negro.

Mezcla todos los ingredientes hasta que el resultado sea homogéneo. Viértelo en un molde para el horno y añade en la superficie dos láminas de plátano y nueces picadas, para decorar.

Introduce el molde en el horno precalentado a 200 °C durante 45 minutos.

 10 minutos más horneado

 Sin lactosa

 Para hacer esta receta sin gluten, usa harina integral sin gluten.

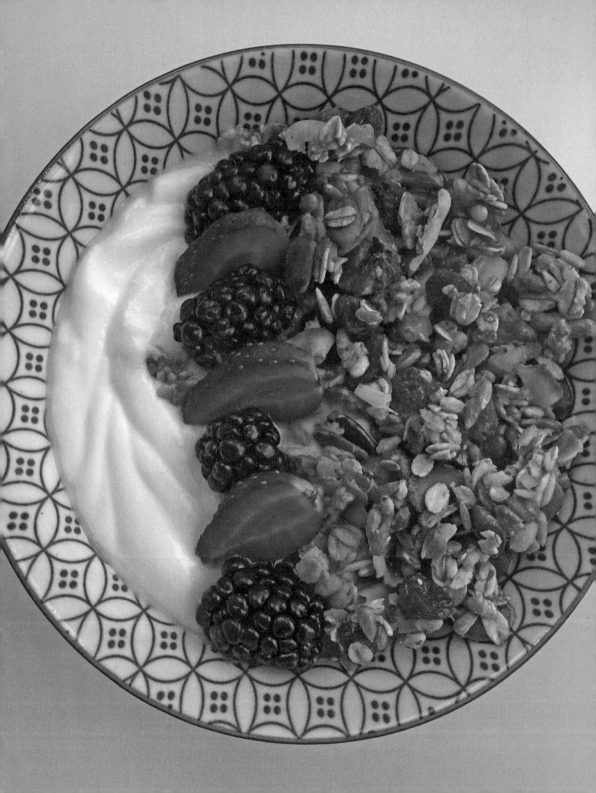

MUESLI PARA TODA LA FAMILIA

- 1 taza de arroz inflado sin azúcar
- 1 taza de copos de avena integral
- ½ taza de mezcla de pipas de girasol y calabaza
- 1 puñado de nueces picadas
- 1 puñado de pasas
- ½ taza de coco fileteado
- ½ taza de virutas de cacao
- 1 huevo grande

Bate el huevo. Añádele el resto de los ingredientes al huevo batido y mezcla con paciencia para que todos se empapen.

Extiende la mezcla sobre una bandeja con papel de aluminio. Precalienta el horno a 180 °C e introduce la bandeja durante 5 minutos. Sácala y remueve los ingredientes para mezclarlos más. Déjala en el horno durante 1 minuto más.

Saca la bandeja del horno y, cuando la mezcla esté fría, introdúcela en un bote de cristal. Guarda el bote en un lugar fresco y seco.

 Raciones: 15 aproximadamente

 10 minutos más horneado

 Sin gluten, sin lactosa

 Perfecto para mezclarlo con yogur o frutas. Su duración, en perfectas condiciones, es de 3 semanas.

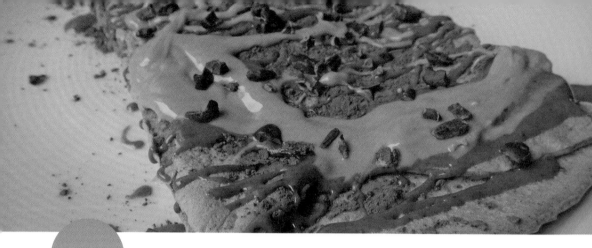

TORTITA
DE DESAYUNO

- 3 claras de huevo o 120 ml de claras
- 1 huevo completo
- 40 g de copos de avena integral
- Nuez moscada
- Canela

Tritura las claras, el huevo y la avena. Una vez triturado y homogéneo, añádele una pizca de nuez moscada con canela al gusto. Pon la mezcla en una sartén caliente. Cuando empiece a burbujear, dale la vuelta. Deja 1 o 2 minutos más y retíralo.

Puedes añadir *toppings* de crema de anacardos, crema de avellana, cacao desgrasado en polvo o virutas de cacao.

 Ración: 1

 15 minutos

 Sin lactosa, sin gluten

 Para que salga bien, es importante utilizar una sartén con buena antiadherencia o una crepera.

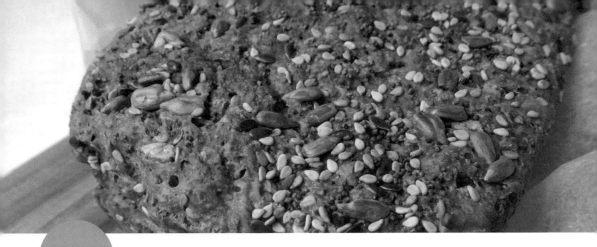

PAN CASERO
SIN PANIFICADORA

- 500 g de harina integral (centeno, espelta o trigo sarraceno)
- 1 cucharadita de sal
- 7 g de levadura seca
- 400 g de agua templada

Mezcla todos los ingredientes y deja que fermenten durante 2 horas con un paño por encima. Después, dale forma y, si quieres, añade frutos secos o semillas. Precalienta el horno a 220 °C. Introduce el pan durante 20 minutos para que quede crujiente y después bajas la temperatura a 180-170 °C durante 25-30 minutos.

 Ración: 1

 10 minutos más la fermentación y el horneado

 Vegana, sin lactosa

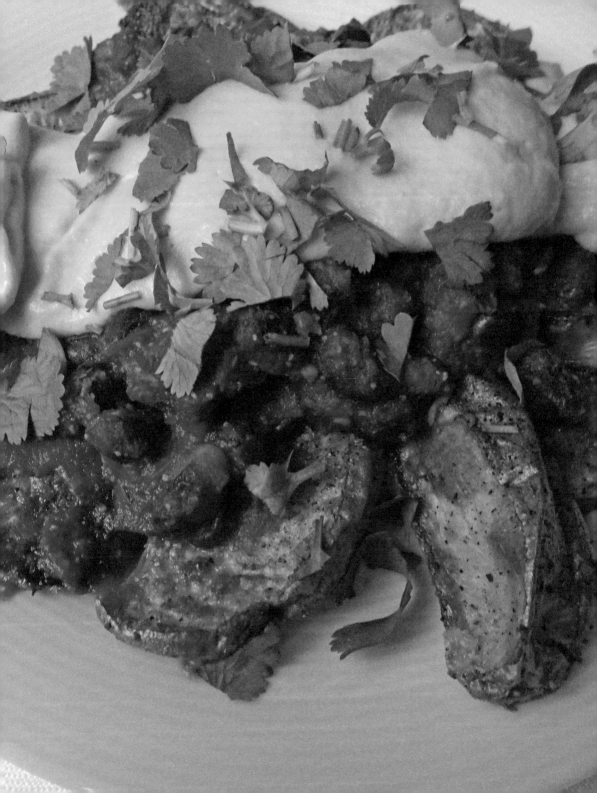

PATATAS CON CHILI Y QUESO CHEDDAR VEGANO

Para las patatas:
- 1-2 patatas grandes con piel cortada en gajos
- Pimienta negra
- Sal marina

Para el chili:
- ½ pimiento rojo
- ½ cebolla
- 3 dientes de ajo fresco picado
- 200 g de alubias pinta cocida
- 1 cucharada de pasta de tomate o tomate concentrado
- Guindilla cayena (opcional)
- Jalapeño fresco (opcional)
- Pimienta negra
- Comino

Para el queso vegano
- 1 zanahoria
- 1 pimiento amarillo pequeño
- ½ cebolla blanca
- 100 g de anacardos (puestos en remojo durante la noche)
- 1 cucharadita de ajo en polvo
- El zumo de ½ limón
- Una pizca de sal
- ½ patata pequeña
- 4-5 cucharadas de levadura nutricional (cuantas más pongas, más sabrá a queso)

Para las patatas

Corta las patatas con piel en gajos. Salpimienta las patatas y ásalas en el horno a 200 °C durante 30 minutos.

Para el chili

Saltea el pimiento, el ajo y la cebolla en la sartén, y añade las alubias. Agrega la pasta de tomate, el picante y las especias. Deja a fuego medio unos 10 minutos hasta conseguir la textura deseada.

Para el queso cheddar vegano

Pon a cocer la zanahoria, el pimiento amarillo, la cebolla y la patata. Una vez cocidos, escúrrelos y tritúralo todo junto con los anacardos (que habrás puesto en remojo la noche anterior), la levadura, la sal y el zumo de limón.

 Ración: 1

 15 minutos más horneado

 Vegana, sin lactosa, sin gluten

 Esta receta contiene gran cantidad de vegetales, fibra, proteína e hidratos saludables. Es mi receta favorita por su sabor, por la saciedad que proporciona y porque le gusta a todo el mundo.

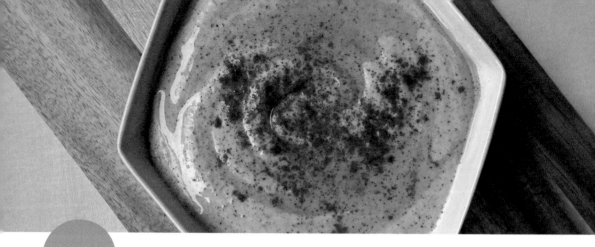

HUMMUS DE LENTEJA

- 150 g de lenteja marrón cocida
- 1 cucharada de tahini o pasta de semillas de sésamo
- 2 cucharadas de aceite de oliva virgen extra
- Pimentón de la Vera al gusto
- El zumo de 1 limón

Tritúralo todo hasta formar una pasta homogénea y sírvelo con pimentón y un chorrito de aceite de oliva virgen extra.

 Ración: 1

 10 minutos

 Vegana, sin lactosa, sin gluten

 Puedes añadir medio aguacate antes de triturar, que va fenomenal, o sustituir la lenteja por la misma cantidad de garbanzo y añadirle media remolacha cocida.

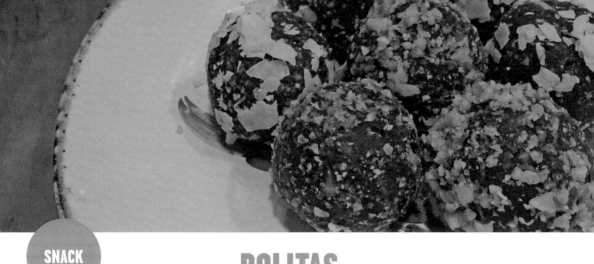

BOLITAS ENERGÉTICAS

- 130 g de crema de almendras o 130 g de almendras crudas
- 100 g de copos de avena integrales
- 8 dátiles sin hueso
- ½ vaso de bebida vegetal sin azúcar añadido
- 2 cucharadas de virutas o pepitas de cacao sin azúcar añadido
- 30 g de semillas de lino molidas
- Coco rallado o nueces molidas

En caso de que no tengas crema de almendras, tritura las almendras crudas hasta obtener una textura de crema. Entonces, viértelo en un bol junto con los dátiles, la bebida vegetal, las virutas o pepitas de cacao y las semillas de lino. Tritúralo todo hasta formar una masa. Luego, forma las bolitas con las manos, presionando hasta que queden compactas. Por último, rebózalas en coco rallado o en nueces molidas.

 Raciones: 25

 25 minutos más refrigeración

 Vegana, sin lactosa, sin gluten

 Puedes meterlas en el congelador una noche entera y, luego, dejarlas en el frigorífico hasta el momento de consumir.

COMIDAS

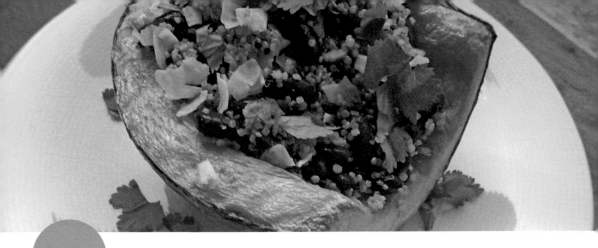

CALABAZA RELLENA

- 1 trozo de calabaza
- 70 g de alubias cocidas
- 50 g de quinoa cocida
- 1 puñado de cilantro picado
- 1 cucharada de copos de coco
- El zumo de ½ limón

Tras precalentar el horno, introduce la calabaza durante 30 minutos a 200 °C.

Para el relleno, mezcla las alubias, la quinoa, el cilantro picado, los copos de coco y el zumo de limón.

Cuando la calabaza esté lista, rellénala.

 Ración: 1

 5 minutos más horneado

 Vegana, sin lactosa, sin gluten

 Puedes servirlo con guacamole.

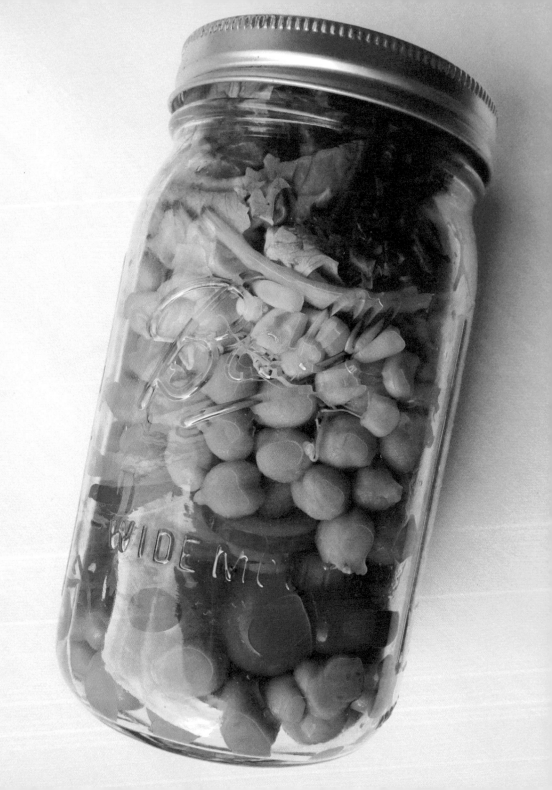

ENSALADAS EN BOTE

- 2-3 tomatitos
- 2 cucharadas de maíz
- 4 rabanitos
- 1 zanahoria pequeña rallada
- 100 g de garbanzos cocidos
- 40 g de quinoa cocida
- 100 g de lechuga

Haz la mezcla de ingredientes que quieras.

El truco está en introducir los ingredientes de más húmedo a más seco, terminando con la lechuga.

Es recomendable usar un bote de cristal de 1 l aproximadamente, que tenga boca ancha, para poder meter todo tipo de ingredientes.

Siempre que se mantenga en vertical y los jugos no toquen la lechuga, se conserva en perfecto estado durante una semana en el frigorífico.

 Ración: 1

 5 minutos

 Sin gluten, sin lactosa, vegano

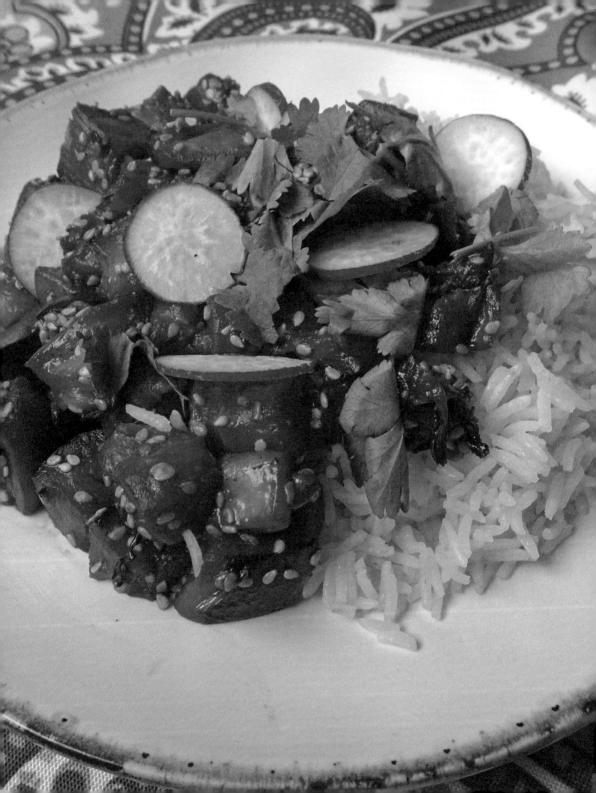

BERENJENA ORIENTAL

- ½ berenjena
- 5 cucharadas de agua
- 2 cucharadas de salsa de soja o tamari
- 1 cucharada de vinagre de arroz o de vino
- Jengibre en polvo o rallado fresco
- Pimentón picante
- 1 cucharadita pequeña de semillas de sésamo
- Cilantro fresco picado
- 70 g de arroz basmati
- Rabanitos
- Aceite de oliva o de sésamo

Pela la berenjena y córtala en daditos. Déjala reposar durante 15 minutos en agua con sal.

Prepara el adobo mezclando el resto de los ingredientes. Cuando esté listo, introduce la berenjena en el adobo y déjala reposar durante 1 hora.

Saca los daditos y saltéalos en la sartén con un poco de aceite de oliva o de sésamo a fuego medio. Después, rehoga la berenjena con el adobo hasta que quede melosa y tierna. Agrega las semillas de sésamo y déjalo en el fuego durante 1 minuto más.

Retira del fuego y añade el cilantro picado.

Pon agua a hervir y, cuando esté en ebullición, vierte el arroz y déjalo durante más o menos 13 minutos (o lo que aconseje el fabricante).

Incorpora el arroz basmati y unos aros de rabanito, que le darán un delicioso toque crujiente.

 Ración: 1

 25 minutos más remojo

 Vegana, sin lactosa

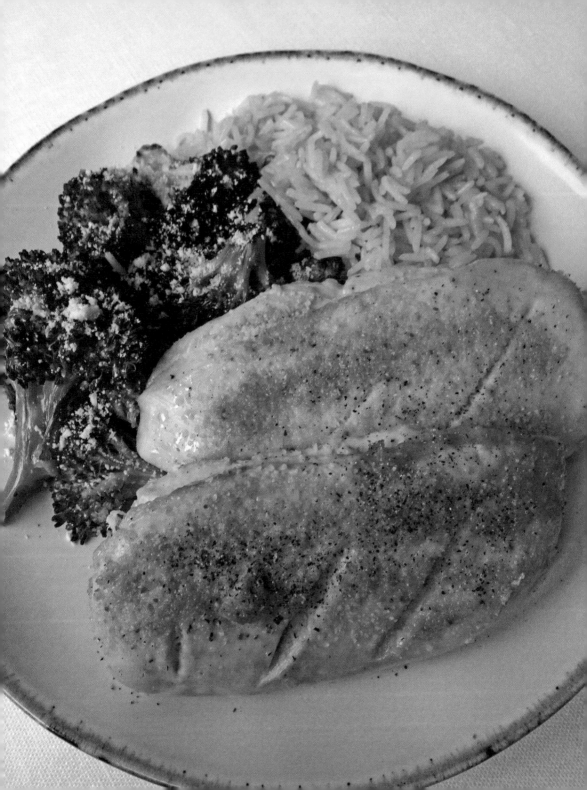

BRÓCOLI AL HORNO

- 1 brócoli
- 1 limón
- 1 cucharada de parmesano
- 50 g de arroz basmati
- 150 g de pollo
- Aceite de oliva

Separa el brócoli en arbolitos. Pon papel del horno sobre una bandeja y coloca los arbolitos con un chorro de aceite de oliva. Precalienta el horno y mete la bandeja a 180 °C durante 15 minutos.

Saca el brócoli del horno, exprime el zumo de limón y espolvorea el parmesano por encima. Vuelve a introducir la bandeja en el horno y déjala durante 5 minutos más.

Puedes hacer el pollo en el horno junto con el brócoli, horneándolo el mismo tiempo.

Para el arroz, añade entre 100 ml y 120 ml de agua a un cuenco y echa el arroz dentro. Tapa el cuenco con papel film y déjalo en el microondas durante 5 minutos a máxima potencia.

 Ración: 1   10 minutos más horneado

 Sin gluten

Esta receta cambia totalmente el sabor del brócoli, que puede que te guste más de esta forma.

Para hacerlo vegano, sustituimos el parmesano por levadura nutricional o semillas de sésamo y el pollo, por una hamburguesa vegana.

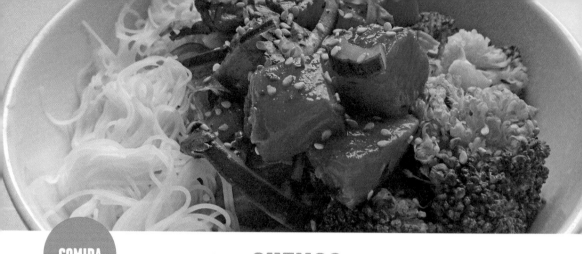

CUENCO ORIENTAL

- 150 g de salmón fresco sin espinas
- 60 ml de salsa de soja o salsa tamari
- El zumo de 1 limón
- 1 cucharadita de mostaza de Dijon
- ¼ de cebolla roja picada
- Cilantro picado y sésamo
- Brócoli
- 40 g de fideos de arroz

Cocina el brócoli al vapor. Al mismo tiempo, pon agua a hervir. Cuando entre en ebullición, introduce los fideos y déjalos en el fuego durante 3 minutos. Aparta del fuego, escurre y reserva.

Mezcla la salsa de soja, el zumo de limón, la mostaza y la cebolla. Corta el salmón en dados y añádelo a la mezcla anterior durante 15 minutos. Agrega el brócoli y los fideos.

Antes de servir agrega el cilantro y el sésamo

 Ración: 1   20 minutos

Puedes hacerlo en versión vegana sustituyendo el salmón por tofu firme. Corta el tofu en dados y añádelo a la mezcla durante unos minutos. También puedes saltearlo a fuego medio en la sartén.

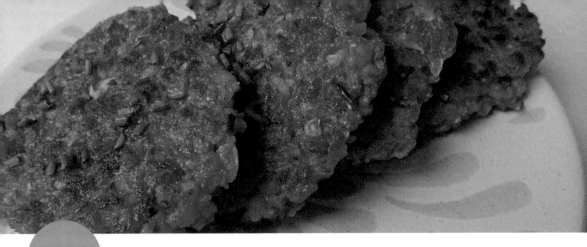

COMIDA

HAMBURGUESAS VEGANAS

- 50 g de soja texturizada
- ¼ de pimiento rojo
- ¼ de cebolla blanca
- 1 diente de ajo
- Ajo en polvo al gusto
- 2 cucharadas de aceite
- Pimentón picante
- Cebollino picado
- 5 cucharadas soperas de harina integral sin gluten

Pon la soja texturizada a remojo durante 20 minutos.

Pica en juliana la cebolla, el pimiento y el ajo. Escurre la soja con la ayuda de una estameña o un paño limpio, para que esté lo más seca posible. Mézclala con las verduras, las especias, la harina y el aceite. Deja la masa en reposo en el frigorífico durante 2 horas.

Haz pequeñas bolas con la mano, aplástalas y pásalas por la sartén.

 Raciones: 5 hamburguesas

 15 minutos más reposo

 Veganas, sin gluten, sin lactosa

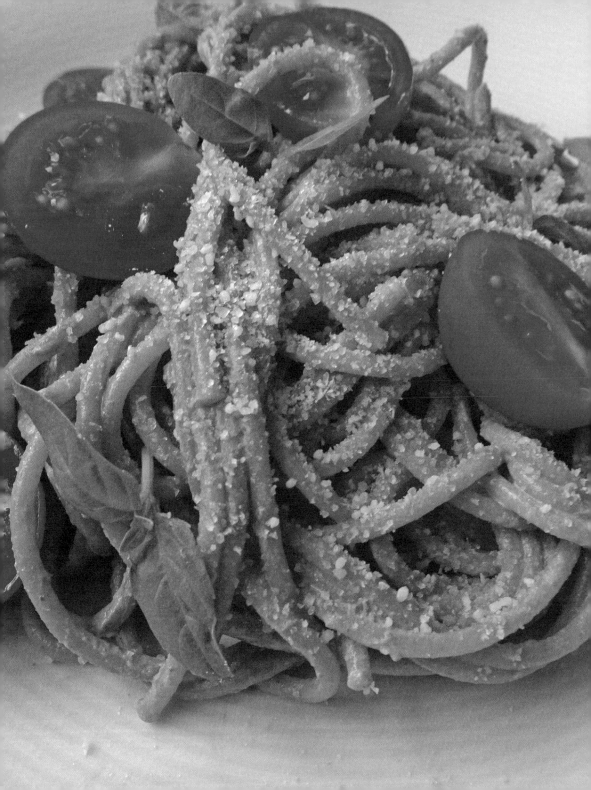

PASTA INTEGRAL CON PESTO VEGANO

- 1 puñado de hojas de albahaca frescas
- 40 g de nueces
- El zumo de 2 limas
- 1 puñado de espinacas
- 5 cucharadas de aceite de oliva virgen extra
- 1 cucharada de levadura nutricional
- 300 g de espaguetis integrales

Para el pesto

Tritura todos los ingredientes y mézclalos hasta conseguir la textura deseada. Añade más aceite si es necesario.

Para la pasta

Hierve el agua. Cuando entre en ebullición, introduce los espaguetis. Déjalos en el fuego durante 7 minutos (o lo que aconseje el fabricante). Aparta del fuego y escurre.

 Raciones: 2-3

 20 minutos

 Sin lactosa, vegana

 Para hacer la receta sin gluten puedes comprar espaguetis sin gluten o espaguetis hechos con harina de garbanzos, de lentejas o de quinoa, y hervirlos como indique el fabricante.

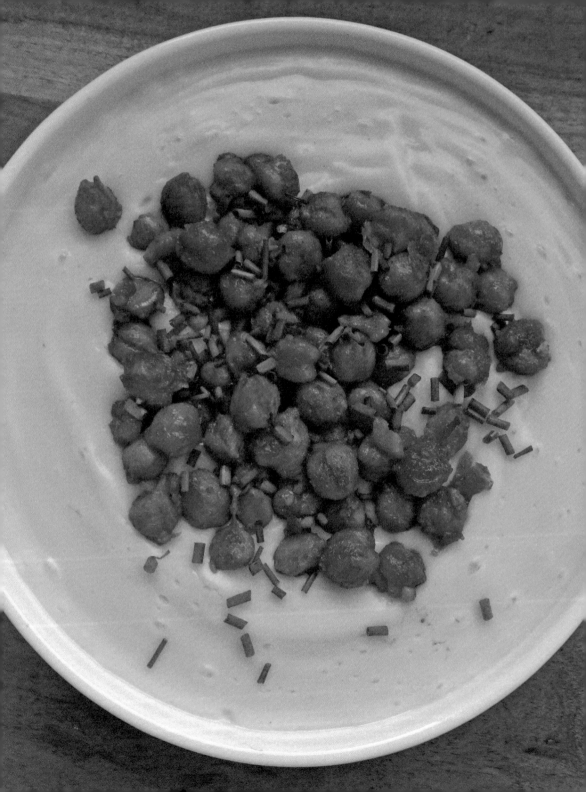

PURÉ DE COLIFLOR CON GARBANZOS PICANTES

Para el puré:
- ½ cabeza de coliflor
- Una patata pequeña
- Una cucharada de aceite de oliva virgen extra
- Una pizca de nuez moscada
- Una pizca de sal
- Una pizca de pimienta negra

Para los garbanzos:
- 100 g de garbanzos cocidos
- Una pizca de pimentón picante
- Una cucharada de aceite
- Una pizca de comino

Para el puré

Lava la coliflor y pártela en arbolitos. Pela la patata y córtala en trozos pequeños. Cuando estén ambas cortadas, ponlas a hervir hasta que, al pincharlas con un cuchillo, este se deslice con facilidad. Después, tritúralo todo junto con el aceite de oliva virgen extra, la nuez moscada, la pimienta y la sal.

Para los garbanzos

Mezcla los garbanzos con el aceite, el pimentón y el comino. Saltéalos en la sartén hasta que queden dorados.

Añadimos los garbanzos al puré.

 Ración: 1   20 minutos

 Vegano, sin gluten, sin lactosa

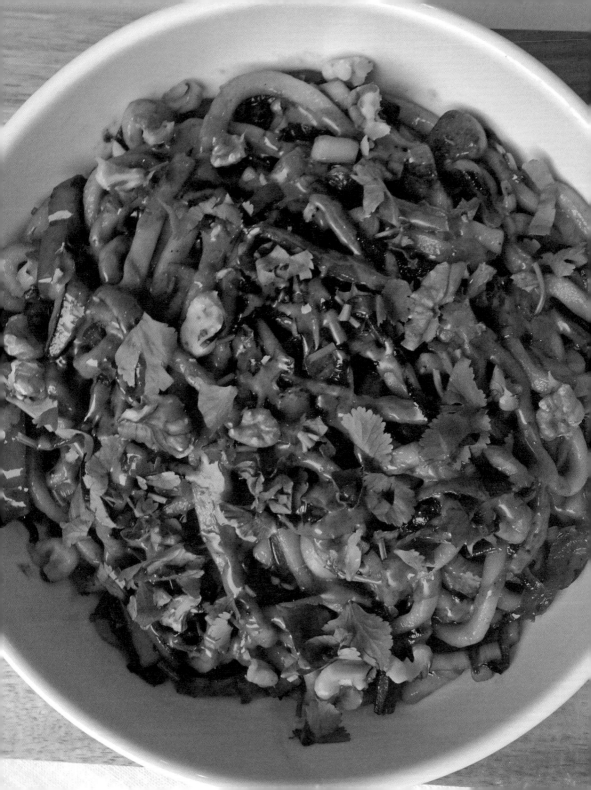

UDON CON SALSA DE CACAHUETE

- 100 g de fideos udon
- 1 pimiento verde
- ½ cebolla morada
- 2 dientes de ajo
- 1 puerro
- 1 cucharada de crema de cacahuete
- 2 cucharadas de salsa de soja
- Cilantro fresco picado

Cuece los fideos udon según la recomendación del fabricante. Una vez cocidos, añádelos a la sartén con la verdura y echa la salsa de soja.

Lo puedes servir con la salsa de cacahuete, nueces picadas y cilantro fresco.

Para la crema de cacahuete

Compra cacahuete tostado o tuesta los cacahuetes, y después tritúralos con una picadora de alimentos hasta obtener una crema homogénea.

 Ración: 1 15 minutos

 Vegana

 Algunos fideos udon pueden contener lactosa, lee la etiqueta para comprobarlo.

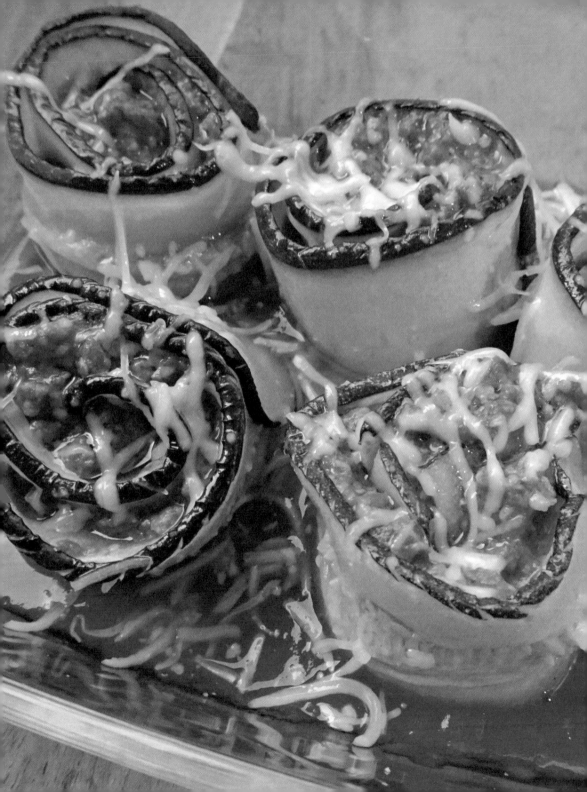

CANELONES DE CALABACÍN

- 1 calabacín mediano
- 4 cucharadas de salsa de tomate
- ¼ de cebolla
- 2 dientes de ajos
- 100 g de pechuga de pollo o pavo picado sin grasa
- Orégano en polvo
- 1 cucharada de queso rallado

Para el calabacín

Con una mandolina, filetea el calabacín.

Precalienta el horno. Hornea el calabacín en una bandeja a 180 °C durante 10-15 minutos. Una vez horneado, deja que se enfríe para enrollarlo más tarde.

Para el relleno

En una sartén, dora la cebolla picada junto con los ajos y la carne de pollo. Añade el orégano y 3 o 4 cucharadas de salsa de tomate. Baja el fuego y deja que la mezcla coja textura durante unos minutos. Una vez lista, la reservamos.

Pon un poquito de la mezcla en el calabacín y enrolla. Una vez que estén los rollitos preparados, espolvorea queso por encima y gratina en el horno a 180 °C durante 7 minutos.

 Ración: 1   15 minutos más horneado

 Sin gluten

Para hacer la receta vegana, sustituye el queso rallado por levadura nutricional y el pollo o el pavo por 35 g de soja texturizada. Deja la soja en remojo en agua caliente durante 5 minutos, sécala y añádela como si fuera la carne.

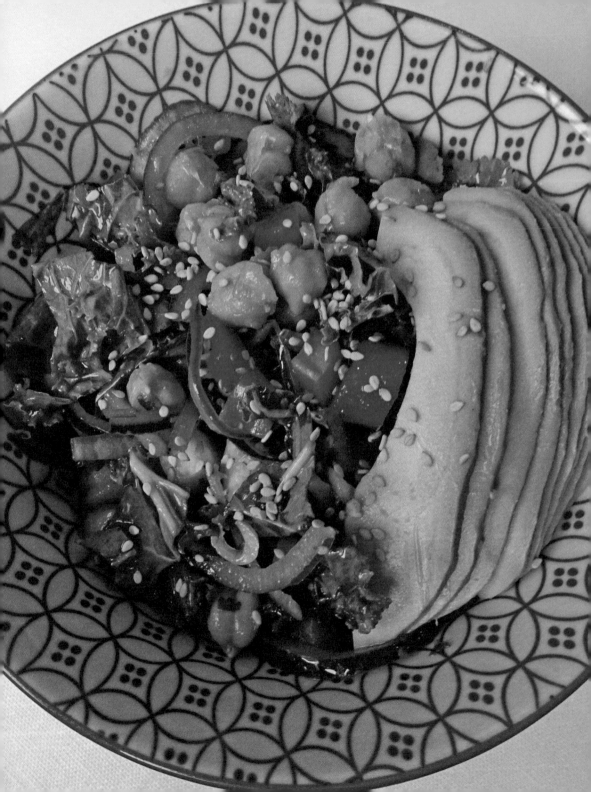

CEVICHE VEGANO

- Unas hojas de col kale
- ½ cebolla morada
- Pimientos de 3 colores
- 1 zanahoria
- ½ aguacate
- 120 g de garbanzos cocidos
- Semillas de sésamo
- El zumo de 1 limón

Pica en juliana la col kale y la cebolla. Corta en daditos los pimientos y la zanahoria. Mézclalo todo y añade el aguacate, las semillas y el zumo de limón.

Deja reposar la mezcla durante unos minutos para que el ácido del limón ponga tierno el kale.

Cuando el kale esté tierno, añadimos los garbanzos.

 Ración: 1

 15 minutos

 Vegano, sin gluten, sin lactosa

 Si no quieres hacerlo vegano, queda igual de rico sustituyendo los garbanzos por gambas cocidas.

CENAS

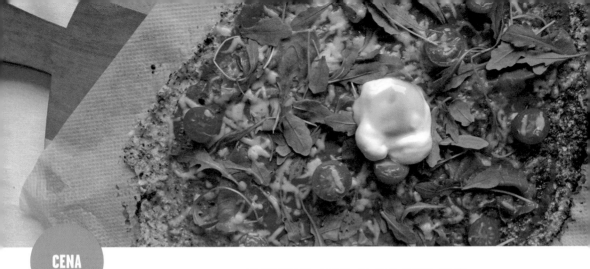

PIZZA DE COLIFLOR

Para la masa:

- 150 g de arbolitos de coliflor
- 2 huevos
- 50 g de parmesano en polvo
- 1 cucharada de semillas de chía

Pica la coliflor y quítale el exceso de humedad envolviéndola con un paño limpio. Mezcla la coliflor con los huevos, un poco de queso y la chía, y déjala enfriar en la nevera durante 1 hora.

Precalienta el horno. Extiende la mezcla sobre papel de horno y distribúyela con paciencia para que quede lo más fina posible. Calienta en el horno durante 20 minutos a 180 °C y, cuando esté cuajada, añade el resto de parmesano y vuelve a introducirla en el horno durante 5 minutos más.

Antes de servir, incorpora los ingredientes que quieras, por ejemplo, un huevo escalfado, rúcula y aceite picante.

 Ración: 1   Sin gluten

 15 minutos más reposo y horneado

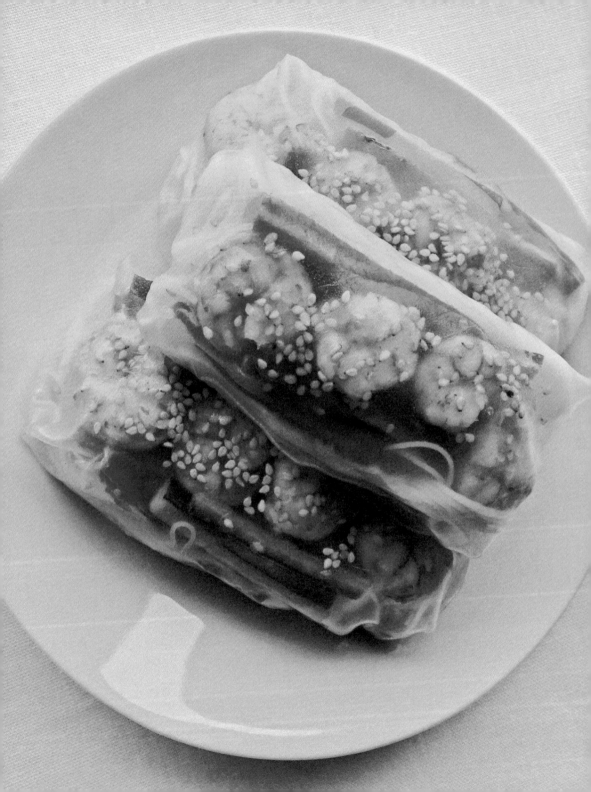

CENA

ROLLITOS CON SALSA DE AVELLANAS

Para los rollitos:

- 4 gambas cocidas
- ¼ de pimiento rojo
- ¼ de pimiento verde
- 1 zanahoria pequeña
- Fideos de arroz cocidos
- Semillas de sésamo
- Obleas de arroz

Para la salsa:

- 50 g de avellanas tostadas
- 2 cucharadas de salsa tamari
- 2 cucharadas de agua
- 2 cucharadas de aceite
- El zumo de ½ limón
- Jengibre rallado al gusto

Para los rollitos

Corta los pimientos y las zanahorias en tiras. Hidrata las obleas de arroz: ponlas en un plato con agua y sumérgelas hasta que estén transparentes.

Extiende las obleas sobre una superficie lisa y rellénalas con el resto de los ingredientes. Haz los rollitos.

Para la salsa

Tritura los ingredientes de la salsa y sírvela como acompañamiento de los rollitos.

 Raciones: 2 rollitos

 15 minutos

 Sin gluten, sin lactosa

 Para hacerlo vegano puedes sustituir las gambas por 25 g de seitán cortado en tiras. Pásalo por la plancha y mézclalo con los demás ingredientes.

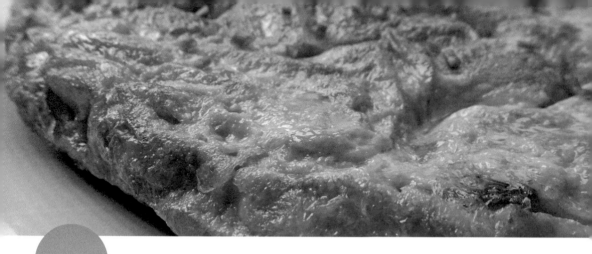

CENA

TORTILLA LIGHT

Para el puré:

- 1 patata
- 2 huevos
- 1 cucharada de aceite de oliva virgen extra
- Sal

Pela y corta la patata en láminas. Cocínala en el microondas en un plato cubierto con papel film durante 4 minutos a la máxima temperatura.

Bate los huevos con una pizca de sal. Luego, añade la patata cocida. En una sartén con aceite a fuego medio, coloca la mezcla y, cuando veas los bordes cuajados, dale la vuelta a la tortilla con la ayuda de un plato.

 Ración: 1   10 minutos

 Sin lactosa, sin gluten

Esta manera de hacer la tortilla es una estupenda alternativa para cenar más a menudo tortilla de patata: es mucho más ligera y ¡lo mejor es que está lista en 10 minutos!

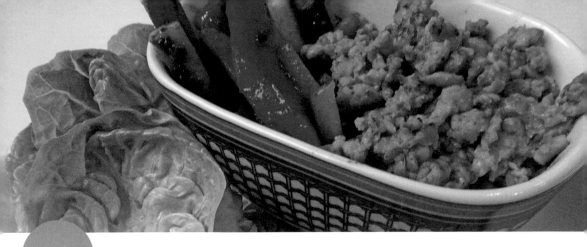

TACOS DE LECHUGA

- 1 cogollo de lechuga
- ½ aguacate
- 100 g de carne picada de pavo
- ½ calabacín
- ½ pimiento
- Aceite de oliva

Pasa la carne y las verduras por la sartén con aceite. Cuando estén hechas, ponlas dentro del cogollo de lechuga. Añade encima el aguacate y ¡listo!

 Ración: 1

 10 minutos

 Sin lactosa, sin gluten

 Para hacerlo vegano, sustituye la carne por 35 g de soja texturizada. Deja la soja en remojo en agua caliente durante 5 minutos, sécala y añádela como si fuera la carne.

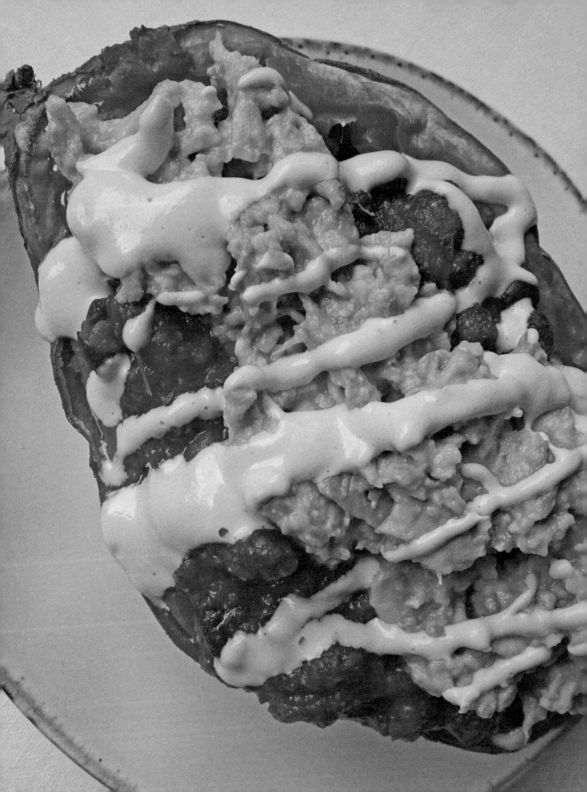

- 1 boniato
- 50 g de alubias
- 5-6 cucharadas de salsa de tomate casera
- ½ cebolla
- 1 ajo
- 1 aguacate
- 1 limón
- 50 g de anacardos
- ½ vaso de agua
- Aceite de oliva

BONIATO RELLENO

Precalienta el horno a 200 °C e introduce la mitad de un boniato durante 30 minutos. Mientras se asa, sofríe la cebolla con el ajo en una sartén. Cuando esté blandita, añade los 50 g de alubias cocidas y la salsa de tomate.

Machaca el aguacate con zumo de limón y reserva.

Por último, tritura los anacardos puestos en remojo la noche anterior junto con medio vaso de agua. Vacía un poco el boniato para hacerle hueco a la mezcla de alubias, corona con el aguacate e incorpora un poco de salsa de anacardos.

 Ración: 1

 10 minutos más horneado

 Sin gluten, sin lactosa, vegano

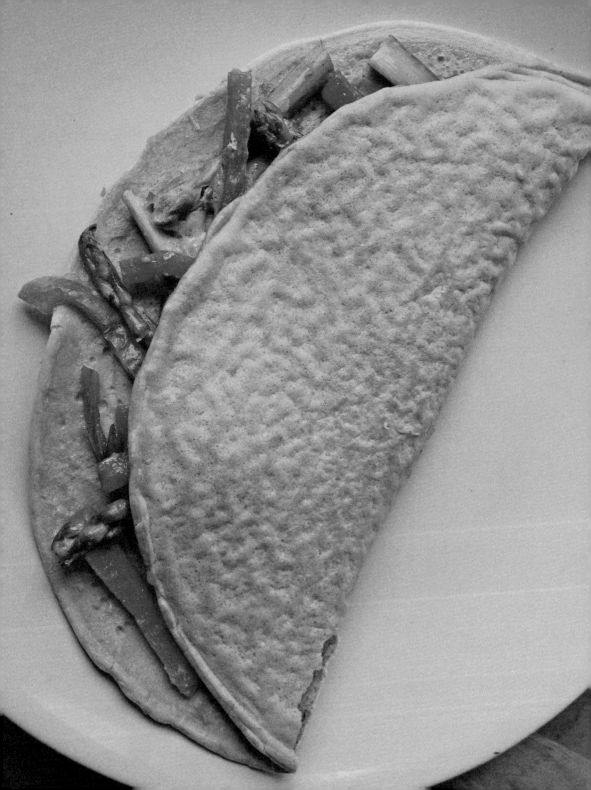

CREPTILLA

- 2 huevos
- 10 g de harina integral sin gluten de arroz o quinoa
- ½ pimiento en tiras
- 1 zanahoria en tiras
- 4 espárragos trigueros

Bate los huevos y añade la harina integral poco a poco. Viértelo en una sartén antiadherente y tápala, deja que se cueza a fuego medio. Cuando veas que al mover la sartén la masa también se mueve, puedes retirarla.

Al mismo tiempo, corta las verduras, ponlas en un recipiente apto para microondas y ásalas durante 3 minutos en el microondas a máxima potencia.

Rellena la creptilla con las verduras y ciérrala.

 Ración: 1

 10 minutos

 Sin gluten, sin lactosa

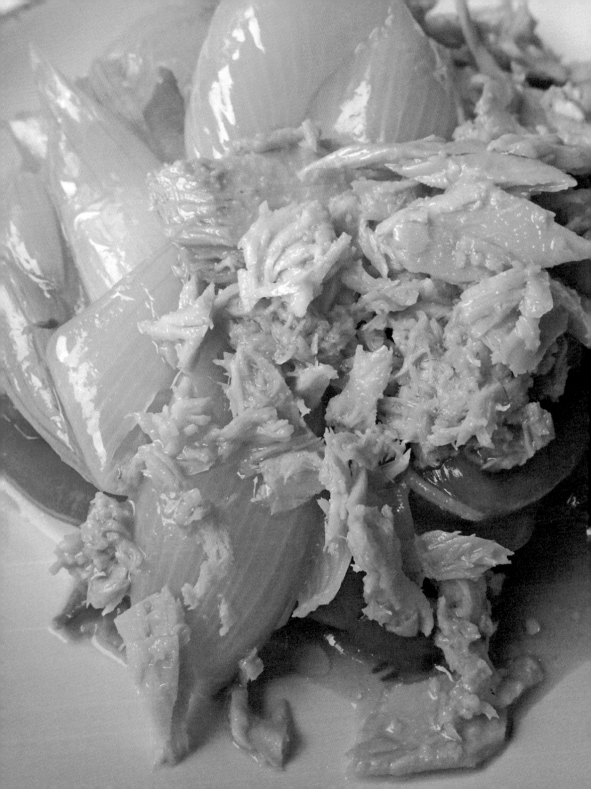

ESCALIVADA DE CEBOLLETA Y PIMIENTOS CON BONITO

- 1 pimiento rojo grande
- 3 cebolletas
- 1 cabeza de ajo pelada
- 1 berenjena
- Aceite de oliva virgen extra
- 120 g de bonito en conserva

Precalienta el horno. Introduce todos los ingredientes, junto con un chorro de aceite, en el horno, a 180 °C, durante 45 minutos. Vigílalos y da la vuelta a las verduras si es preciso. Cuando estén horneadas, sácalas y déjalas enfriar.

Pela el pimiento, el ajo y las cebolletas. Sácale la pulpa a la berenjena.

Pon todos los ingredientes en un mismo plato y añade el bonito. Por último, echa un chorro de aceite de oliva virgen extra.

 Ración: 1

 10 minutos más horneado

 Sin gluten, sin lactosa

 Para facilitar el horneado, la berenjena se puede meter en el horno envuelta en papel de aluminio; las cebolletas, partidas por la mitad, y los ajos, sin pelar.

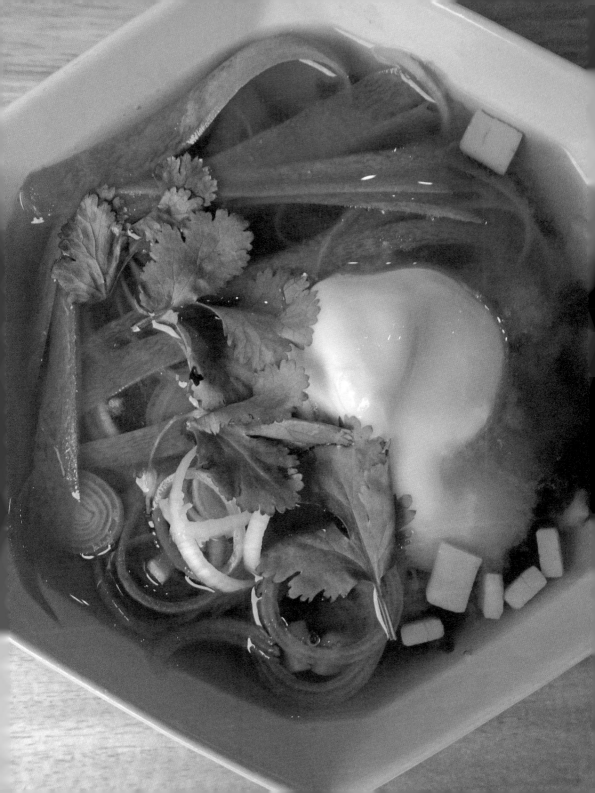

SOPA DE MISO A MI MANERA

- 2 cucharadas de pasta de miso
- 500 ml de agua
- ½ puerro
- Un poco de alga kombu
- 1 zanahoria
- 50 g de tofu en dados muy pequeños
- 1 huevo
- 2 dientes de ajo
- Cilantro fresco
- Aceite de oliva virgen extra
- 2 cucharadas soperas de vinagre de vino

Corta la zanahoria en láminas, pica el puerro y los dientes de ajo. Sofríe con una cucharada de aceite hasta que se doren en una olla. Añádele medio litro de agua, los daditos de tofu y el kombu. Cuando entre en ebullición, retira del fuego y agrega la pasta de miso. Mézclalo todo hasta que se disuelva por completo.

Por último, escalfa un huevo: cáscalo e introdúcelo en un vaso grande con agua caliente con un chorro de vinagre. Métemelo en el microondas durante 30 segundos. Incorpóralo al plato junto a unas hojas de cilantro fresco.

 Ración: 1

 20 minutos

 Sin lactosa

 Para hacerlo vegano, no le añadimos el huevo.

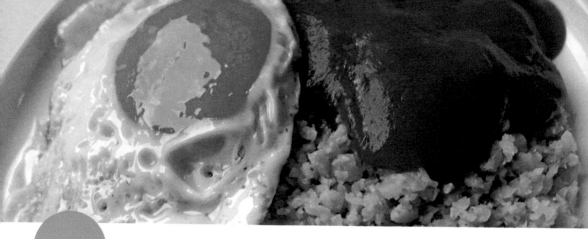

COLIFLOR EN PUNTO DE ARROZ

- Arbolitos de coliflor
- 2 dientes de ajo
- 1 huevo
- Salsa de tomate casero real
- Pimienta
- Sal
- Aceite de oliva virgen extra

Tritura con una picadora la coliflor en crudo.

Echa un poco de aceite en una sartén para dorar los ajos. Añade la coliflor a la sartén. Salpimienta.

Puedes servirlo con un huevo y salsa de tomate.

 Ración: 1

 15 minutos

 Sin gluten, sin lactosa

 Para hacerlo vegano podemos sustituir el huevo por unos dados de tofu a la plancha.

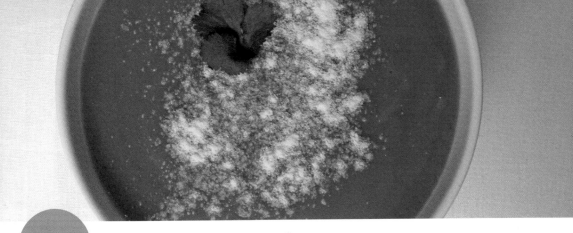

PURÉ DE CALABAZA Y COCO

- 2 cucharadas de leche de coco espesa de lata
- 400 g de calabaza
- 1 cebolla blanca
- 2 dientes de ajo
- 1 puerro
- 1 patata pequeña
- 2-3 cucharadas de aceite de oliva virgen
- Sal

Cuece la calabaza, el ajo, el puerro, la cebolla y la patata 20 minutos, hasta que veas que, al clavarle un cuchillo, este se cae.

Retira gran parte del caldo, hasta que solo cubra las verduras. Añade la sal, el aceite y la leche de coco. Tritúralo hasta conseguir la textura deseada.

 Raciones: 2-3

 25 minutos

 Sin gluten, sin lactosa, vegano

 Puedes servirlo con un poco de harina de coco espolvoreada o unos copos de cacao deshidratado.

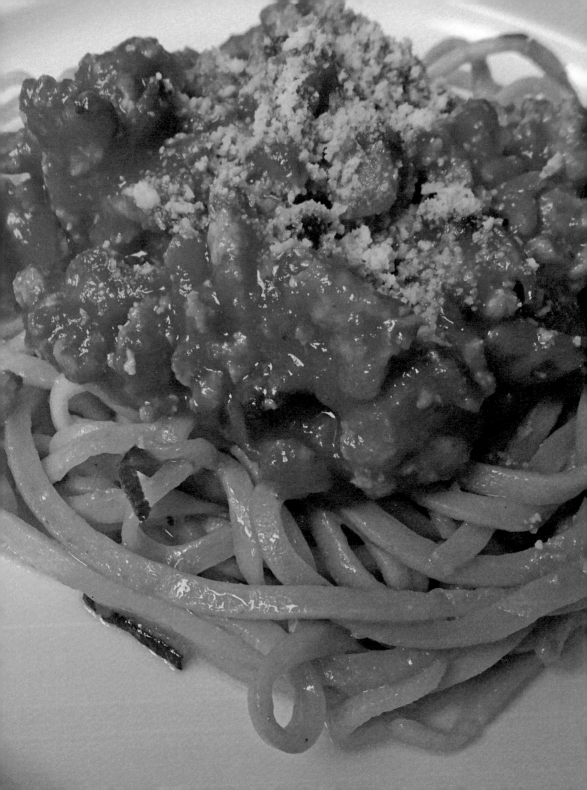

ESPAGUETIS DE CALABACÍN CON BOLOÑESA DE POLLO

- 1 calabacín
- 2 dientes de ajo
- 4-5 cucharadas de tomate triturado
- 150 g de pechuga picada de pollo
- 1 zanahoria
- ½ cebolla
- 1 trozo de apio (opcional)
- ¼ de vaso de vino tinto
- ¼ de vaso de leche entera
- 1 cucharada de aceite de oliva
- Orégano y albahaca en polvo

Para la salsa

Sofríe la cebolla, la zanahoria y el apio. Después, incorpora a la sartén la carne picada y el vino. Deja que se evapore un poco el alcohol. Luego, añade el tomate triturado natural y la leche, espécialo al gusto y déjalo a fuego medio durante unos 10 minutos.

Haz los espaguetis de calabacín con un espiralizador de vegetales. Una vez que tengas los espaguetis de calabacín hechos, saltéalos 1 minuto en la sartén junto al ajo fresco picado.

Añádeles la salsa a los espaguetis de calabacín.

 Ración: 1

 15 minutos

 Sin gluten

 Para hacerlo vegetariano, sustituye el pollo por 35 g de soja texturizada. Deja la soja en remojo en agua caliente durante 5 minutos, sécala e introdúcela en la receta como si fuera la carne.